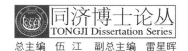

同济博士论丛
TONGJI Dissertation Series

总主编 伍 江 副总主编 雷星晖

汤锦花 严海东 庄守纲 著

EGFR 在急性肾损伤后肾脏再生和纤维化中的作用

The Role of EGFR in Renal Regeneration and Fibrogenesis After Acute Kidney Injury

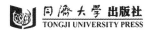

同济大学 出版社
TONGJI UNIVERSITY PRESS

内 容 提 要

急性肾损伤常常伴随一场修复以及肾脏纤维化,但是介导 AKI 这些急性和慢性后果的分子机制目前仍不完全清楚。因此,本书的研究应用表皮生长因子受体基因缺陷小数以及它们的同窝野生型小数,建立单侧肾缺血在灌注损伤动物模型,来检测 EGFR 在这些过程中的作用。

图书在版编目(CIP)数据

EGFR 在急性肾损伤后肾脏再生和纤维化中的作用/
汤锦花著. —上海:同济大学出版社,2017.8
(同济博士论丛 / 伍江总主编)
ISBN 978 - 7 - 5608 - 6805 - 9

Ⅰ. ①E… Ⅱ. ①汤… Ⅲ. ①肾疾病−急性病−损伤
−治疗 Ⅳ. ①R692.05

中国版本图书馆 CIP 数据核字(2017)第 058198 号

EGFR 在急性肾损伤后肾脏再生和纤维化中的作用
汤锦花 严海东 庄守纲 著
出 品 人 华春荣 责任编辑 陈红梅 熊磊丽
责任校对 谢卫奋 封面设计 陈益平

出版发行 同济大学出版社 www.tongjipress.com.cn
(地址:上海市四平路 1239 号 邮编:200092 电话:021 - 65985622)
经 销 全国各地新华书店
排版制作 南京展望文化发展有限公司
印 刷 浙江广育爱多印务有限公司
开 本 787 mm×1092 mm 1/16
印 张 5.5
字 数 110 000
版 次 2017 年 8 月第 1 版 2017 年 8 月第 1 次印刷
书 号 ISBN 978 - 7 - 5608 - 6805 - 9

定 价 53.00 元

"同济博士论丛"编写领导小组

组　　　长：杨贤金　钟志华

副　组　长：伍　江　江　波

成　　　员：方守恩　蔡达峰　马锦明　姜富明　吴志强
　　　　　　徐建平　吕培明　顾祥林　雷星晖

办公室成员：李　兰　华春荣　段存广　姚建中

"同济博士论丛"编辑委员会

袁万城　莫天伟　夏四清　顾　明　顾祥林　钱梦骒
徐　政　徐　鉴　徐立鸿　徐亚伟　凌建明　高乃云
郭忠印　唐子来　阎耀保　黄一如　黄宏伟　黄茂松
戚正武　彭正龙　葛耀君　董德存　蒋昌俊　韩传峰
童小华　曾国荪　楼梦麟　路秉杰　蔡永洁　蔡克峰
薛　雷　霍佳震

秘书组成员：谢永生　赵泽毓　熊磊丽　胡晗欣　卢元姗　蒋卓文

总　序

在同济大学110周年华诞之际,喜闻"同济博士论丛"将正式出版发行,倍感欣慰。记得在100周年校庆时,我曾以《百年同济,大学对社会的承诺》为题作了演讲,如今看到付梓的"同济博士论丛",我想这就是大学对社会承诺的一种体现。这110部学术著作不仅包含了同济大学近10年100多位优秀博士研究生的学术科研成果,也展现了同济大学围绕国家战略开展学科建设、发展自我特色,向建设世界一流大学的目标迈出的坚实步伐。

坐落于东海之滨的同济大学,历经110年历史风云,承古续今、汇聚东西,秉持"与祖国同行、以科教济世"的理念,发扬自强不息、追求卓越的精神,在复兴中华的征程中同舟共济、砥砺前行,谱写了一幅幅辉煌壮美的篇章。创校至今,同济大学培养了数十万工作在祖国各条战线上的人才,包括人们常提到的贝时璋、李国豪、裘法祖、吴孟超等一批著名教授。正是这些专家学者培养了一代又一代的博士研究生,薪火相传,将同济大学的科学研究和学科建设一步步推向高峰。

大学有其社会责任,她的社会责任就是融入国家的创新体系之中,成为国家创新战略的实践者。党的十八大以来,以习近平同志为核心的党中央高度重视科技创新,对实施创新驱动发展战略作出一系列重大决策部署。党的十八届五中全会把创新发展作为五大发展理念之首,强调创新是引领发展的第一动力,要求充分发挥科技创新在全面创新中的引领作用。要把创新驱动发展作为国家的优先战略,以科技创新为核心带动全面创新,以体制机制改革激发创新活力,以高效率的创新体系支撑高水平的创新型国家建设。作为人才培养和科技创新的重要平台,大学是国家创新体系的重要组成部分。同济大学理当围绕国家战略目标的实现,作出更大的贡献。

大学的根本任务是培养人才,同济大学走出了一条特色鲜明的道路。无论是本科教育、研究生教育,还是这些年摸索总结出的导师制、人才培养特区,"卓越人才培养"的做法取得了很好的成绩。聚焦创新驱动转型发展战略,同济大学推进科研管理体系改革和重大科研基地平台建设。以贯穿人才培养全过程的一流创新创业教育助力创新驱动发展战略,实现创新创业教育的全覆盖,培养具有一流创新力、组织力和行动力的卓越人才。"同济博士论丛"的出版不仅是对同济大学人才培养成果的集中展示,更将进一步推动同济大学围绕国家战略开展学科建设、发展自我特色、明确大学定位、培养创新人才。

面对新形势、新任务、新挑战,我们必须增强忧患意识,扎根中国大地,朝着建设世界一流大学的目标,深化改革,勠力前行!

万 钢

2017 年 5 月

论丛前言

　　承古续今，汇聚东西，百年同济秉持"与祖国同行、以科教济世"的理念，注重人才培养、科学研究、社会服务、文化传承创新和国际合作交流，自强不息，追求卓越。特别是近20年来，同济大学坚持把论文写在祖国的大地上，各学科都培养了一大批博士优秀人才，发表了数以千计的学术研究论文。这些论文不但反映了同济大学培养人才能力和学术研究的水平，而且也促进了学科的发展和国家的建设。多年来，我一直希望能有机会将我们同济大学的优秀博士论文集中整理，分类出版，让更多的读者获得分享。值此同济大学110周年校庆之际，在学校的支持下，"同济博士论丛"得以顺利出版。

　　"同济博士论丛"的出版组织工作启动于2016年9月，计划在同济大学110周年校庆之际出版110部同济大学的优秀博士论文。我们在数千篇博士论文中，聚焦于2005—2016年十多年间的优秀博士学位论文430余篇，经各院系征询，导师和博士积极响应并同意，遴选出近170篇，涵盖了同济的大部分学科：土木工程、城乡规划学（含建筑、风景园林）、海洋科学、交通运输工程、车辆工程、环境科学与工程、数学、材料工程、测绘科学与工程、机械工程、计算机科学与技术、医学、工程管理、哲学等。作为"同济博士论丛"出版工程的开端，在校庆之际首批集中出版110余部，其余也将陆续出版。

　　博士学位论文是反映博士研究生培养质量的重要方面。同济大学一直将立德树人作为根本任务，把培养高素质人才摆在首位，认真探索全面提高博士研究生质量的有效途径和机制。因此，"同济博士论丛"的出版集中展示同济大学博士研究生培养与科研成果,体现对同济大学学术文化的传承。

"同济博士论丛"作为重要的科研文献资源,系统、全面、具体地反映了同济大学各学科专业前沿领域的科研成果和发展状况。它的出版是扩大传播同济科研成果和学术影响力的重要途径。博士论文的研究对象中不少是"国家自然科学基金"等科研基金资助的项目,具有明确的创新性和学术性,具有极高的学术价值,对我国的经济、文化、社会发展具有一定的理论和实践指导意义。

"同济博士论丛"的出版,将会调动同济广大科研人员的积极性,促进多学科学术交流、加速人才的发掘和人才的成长,有助于提高同济在国内外的竞争力,为实现同济大学扎根中国大地,建设世界一流大学的目标愿景做好基础性工作。

虽然同济已经发展成为一所特色鲜明、具有国际影响力的综合性、研究型大学,但与世界一流大学之间仍然存在着一定差距。"同济博士论丛"所反映的学术水平需要不断提高,同时在很短的时间内编辑出版110余部著作,必然存在一些不足之处,恳请广大学者,特别是有关专家提出批评,为提高同济人才培养质量和同济的学科建设提供宝贵意见。

最后感谢研究生院、出版社以及各院系的协作与支持。希望"同济博士论丛"能持续出版,并借助新媒体以电子书、知识库等多种方式呈现,以期成为展现同济学术成果、服务社会的一个可持续的出版品牌。为继续扎根中国大地,培育卓越英才,建设世界一流大学服务。

伍 江

2017 年 5 月

前　言

急性肾损伤(Acute Kidney Injury，AKI)常常伴随异常修复以及肾脏纤维化，但是介导 AKI 这些急性和慢性后果的分子机制目前仍不完全清楚。本研究应用表皮生长因子受体(Epidermal growth factor receptor，EGFR)基因缺陷小鼠，Wave‐2(Wa‐2)小鼠(EGFR 活性下降＞90％)以及它们的同窝野生型(Wild type，WT)小鼠，建立单侧肾缺血‐再灌注(Ischemia‐reperfusion，IR)损伤(45 min)动物模型(损伤后 2、7、14 和 28 天)，来检测 EGFR 在这些过程中的作用。在 WT 小鼠肾脏中，磷酸化的 EGFR(phosphorylated‐EGFR，p‐EGFR)在缺血后 2 天开始升高，随着时间推移其表达水平逐步升高，至 28 天到达高峰，但在 Wave‐2 小鼠 p‐EGFR 表达水平显著下降。在 IR 损伤早期(2 天)，与 WT 小鼠相比较，Wave‐2 小鼠的肾小管损伤程度更严重，而且再生反应下调，表现为肾小管细胞凋亡增加、去分化标志物 Vimentin 和 Pax‐2 表达下调，增殖标志物 PCNA 表达下降。在 IR 损伤晚期(28 天)，与 WT 小鼠相比较，Wave‐2 小鼠的肾脏纤维化程度减轻，表现为细胞外基质蛋白沉积减少和肾间质肌成纤维细胞的活化和增殖下降。在损伤的肾脏中，EGFR 活化也导致肾小管上皮细胞发生 G2/M 期阻滞。在 IR 损伤的早期及晚期，WT 小鼠肾脏 p-STAT3 和 p-Akt 表达均明显升高，而 Wave-2 小鼠表达则明显下降。综上所述，这些结果显示严重 AKI 导致 EGFR 持续活化，在早期促进肾脏再生修复，而在晚期则最终导致肾脏纤维化的进展。

目 录

中英文缩略语对照表

AKI	Acute Kidney Injury	急性肾损伤
EGFR	Epidermal Growth Factor Receptor	表皮生长因子受体
STAT3	Signal Transducer and Activator of Transcription 3	信号转导和转录激活因子3
CKD	Chronic Kidney Diseases	慢性肾脏病
ECM	Extracellular Matrix	细胞外基质
ESRD	End-stage Renal Disease	终末期肾病
WT	Wild Type	野生型
I/R	Ischemia/Reperfusion	缺血再灌注
HB‐EGF	Heparin-binding EGF‐like Growth Factor	肝素结合表皮生长因子样生长因子
Ang Ⅱ	Angiotension Ⅱ	血管紧张素Ⅱ
UUO	Unilateral Ureteral Obstruction	单侧输尿管梗阻
ERK1/2	Extracellular Signal-regulated Kinase1/2	细胞外信号调节激酶1/2
PI3K	Phosphoinositide‐3‐Kinase	磷酸肌醇-3-激酶

JAK	Janus Kinase	Janus 激酶
NGAL	Neutrophil Gelatinase Associated Lipocalin	中心粒细胞明胶酶相关载脂蛋白
TUNEL	TdT‐mediated dUTP Nick-end Labeling	原位末端标记法
PCNA	Proliferating Cell Nuclear Antigen	增殖细胞核抗原
α‐SMA	α‐Smooth Muscle Actin	α‐平滑肌肌动蛋白
TGF β	Transforming Growth Factor β	转化生长因子 β
CTGF	Connective Tissue Growth Factor	结缔组织生长因子
IGF‐1	Insulin-like Growth Factor‐1	胰岛素样生长因子‐1

第1章

表皮生长因子受体(EGFR)序论

1.1 概　　述

表皮生长因子受体(Epidermal Growth Factor Receptor,EGFR)家族,属于Ⅰ类受体酪氨酸激酶超家族,又称为ErbB受体,包含4种跨膜受体:EGFR(ErbB1/HER1)、ErbB2(HER2/neu)、ErbB3(HER3)和ErbB4(HER4)。人的EGFR基因位于第7号染色体上,全长200 kb,有28个外显子组成,编码1 186个氨基酸[1]。EGFR全蛋白分为胞外区、跨膜区和胞内区3个部分。细胞外氨基末端(N末端)被划分为4个区域,其中第3区是配体结合区;细胞内羧基末端(C末端)是酪氨酸激酶活化区,具有羧基末端调控功能,细胞质近膜区是蛋白酪氨酸激酶活化和自动磷酸化区域。到目前为止,已发现的ErbB受体配体有11种。其中表皮生长因子(Epidermal Growth Factor,EGF)、肝素结合表皮生长因子样生长因子(Heparin-Binding EGF－Like Growth Factor,HB－EGF)、转化生长因子-α(Transforming Growth Factor－α,TGF－α)、双向调节蛋白(Amphiregulin,AR)、β-细胞素(Betacellulin,BTC)、表皮分裂原(Epigen,EP)和表皮调节素(Epiregulin,EPR),可与 EGFR 和(或)ErbB4 结合;神经调节蛋白-1(Neuregulin,NRG-1)、NRG-2、NRG-3 和 NRG-4 可与 ErbB3 或 ErbB4 结合;而 ErbB2 的配体目前尚未发现。EGFR 在哺乳动物的肾脏主要分布于近端肾小管、皮质和髓质集合管、肾小球系膜细胞以及髓质间质细胞[2]。ErbB2、ErbB3 和 ErbB4 也在肾脏表达,但主要分布在远端肾小管和集合管[3-5]。某些 ErbB 配体,包括 EGF、HB-EGF、TGF-α 和 AR,在肾脏也有表达[6-9]。

　　EGFR 受到 EGF 等配体激活后通过形成同源或异源二聚体,引发胞内域产生酪氨酸激酶活性,激活下游细胞信号转导通路,包括 JAK/STAT3 信号途径、PI3K/Akt 信号途径和 MAPK/ERK 信号途径,对细胞凋亡、细胞增殖和细胞分化起到重要调节作用[10-12]。除了同源配体,EGFR 还可被其他刺激(无需直接与 EGFR 胞外区发生相互作用)所激活,包括 G-蛋白偶联受体(G-Protein Coupled Receptor,GPCR)配体、其他受体酪氨酸激酶激动剂、细胞因子和趋化因子,这种类型的 EGFR 活化称之为反式激活(Transactivation),是 EGFR 与其他受体相互交联作用的一种模式。在这个过程中,某些细胞内激酶例如蛋白激酶 C(Protein Kinase C,PKC)和 Src 被活化,随后活化蛋白酶和整合素/金属蛋白酶(A Proteases and Disintegrin and Metalloprotease,ADAM)家族成员[13-15]。这些活化的蛋白酶和 ADAMs 随后切割 EGFR 配体,释放可溶性配体结合并活化 EGFR,启动下游多种信号转导通路活化,参与调节多种细胞生物学功能,可产生有利的和有害的两方面作用效应。某些参与肾脏疾病发病机制的刺激因子,例如内皮素-1(Endothelin-1,ET-1)、血管紧张素Ⅱ(Angiotensin Ⅱ,Ang Ⅱ)和转化生长因子 β1(Transforming Growth Factor β1,TGF-β1)均可诱导 EGFR 的反式激活[16,17]。

1.2　EGFR 与急性肾损伤

急性肾损伤(Acute kidney injury，AKI)是指肾功能在短时间内的急剧丧失，它的病因包含多种因素，包括缺血－再灌注(Ischemia-Reperfusion，IR)损伤、创伤、脓毒血症或接触肾毒性药物等。AKI 动物模型的研究显示，肾脏具有强大的再生功能，在一定程度上可从缺血或其他损伤造成的肾小管坏死中恢复。研究显示，残存的肾小管上皮细胞是急性肾损伤后肾脏再生修复的主要细胞[18]。在再生过程中，残存的肾小管上皮细胞发生去分化、迁移和增生，最后再分化形成成熟的肾小管细胞[19]，从而使肾脏上皮在形态上和功能上得以恢复。目前关于急性肾损伤后的再生修复作用机制还不完全明了。有报道显示，某些分子如 Vimentin、Pax－2 和神经细胞黏附分子(Neural Cell Adhesion Molecule，NCAM)，正常情况下这些分子表达在肾脏发育过程中的后肾间质，而在成熟的肾脏并不表达，但是在肾小管损伤后修复的过程中，这些分子则在成熟的肾脏发生再表达[20-22]。这提示肾脏损伤后的再生过程可能模拟早期肾脏发育的过程。

在肾脏发育过程中，肾脏间充质细胞处于去分化和高度增殖状态，这个过程是由大量的生长因子进行调控，例如 EGFR 配体。EGF 是首个从小鼠颌下腺分离的 EGFR 配体蛋白，可通过促进上皮基底细胞的增殖诱导初生小鼠眼睑睁开[23]。器官培养研究发现，EGF 以及其他三种 EGFR 配体 HB－EGF、TGF－α 和 AR，均表达在中肾和后肾结构中，并调控肾小管的生成和分支[24-29]。这些配体均通过活化 EGFR 来发挥它们的生物学效应。研究显示，EGFR 活性也参与肾脏发育过程，例如证据显示 EGFR 激酶的活性失活可抑制输尿管芽的分支[30]；而 EGFR 缺陷的小鼠可导致多器官上皮发育受损，包括肾脏上皮[31]。

越来越多的证据表明，EGFR 参与肾脏上皮细胞的损伤修复和再生过程。报道显示，肾脏近端小管特异的 EGFR 基因敲除或应用 EGFR 特异抑制剂 erlotinib 干预，延缓了 IR 损伤小鼠肾功能的恢复[32]。同样，Wave－2 小鼠，一种含有 EGFR 点突变的基因缺陷小鼠，其 EGFR 活性下降大于 90%，与同窝野生型小鼠相比较，Wave－2 小鼠发生 AKI 后，其肾功能的恢复更加缓慢[33]。另外，应用外源性 EGF 或肝素结合表皮生长因子样生长因子（Heparin-Binding EGF－Like Growth Factor，HB－EGF）激活 EGFR，可促进急性缺血性肾损伤的肾小管细胞增殖，并促进肾功能的恢复[34,35]。这些研究表明，EGFR 的活性可能参与调节急性肾损伤后肾脏的损伤修复和功能恢复。

目前，关于 EGFR 介导肾脏再生反应的机制还不完全明了。应用基因追踪方法，Humphrey 等人近期发现，损伤的肾脏上皮细胞主要是由幸存的肾小管上皮细胞增殖进行替代修复[18]。肾小管上皮细胞的去分化是急性损伤后小管上皮细胞增殖的前提条件，我们既往研究发现，EGFR 在原代培养肾小管上皮细胞去分化中的起着重要的调节作用。H_2O_2 诱导氧化损伤后，幸存的近端肾小管上皮细胞（Renal Proximal Tubular Cells，RPTC）产生去分化表型，并伴随 EGFR 的活化。应用 EGFR 特异抑制剂阻断 EGFR 活化则抑制了 RPTC 的去分化[36]。其他研究也显示，失活 EGFR 抑制 HB－EGF 和 EPR 诱导的 RPTC 增殖[37,38]。与这些体外研究结果相一致，在体内 AKI 动物模型，抑制 EGFR 活性可使肾小管上皮细胞增殖下降[32]。因此，EGFR 活化可增强肾脏再生反应，促进肾功能的恢复。

1.3　EGFR 与慢性肾脏病

1.3.1　EGFR 与肾脏纤维化

组织损伤后的修复过程包括两个阶段：一个是再生阶段,即损伤的细胞由同一类型的细胞进行替代修复;另一个则是纤维化阶段,即由结缔组织替代正常的实质组织[39]。肾脏纤维化被认为是一种再生失败的纤维化修复过程,可进展导致 CKD 的产生。急性肾损伤后,若损伤比较轻微,则组织修复可完全恢复损伤组织的完整性;若损伤比较严重或本身存在肾功能异常,则常常导致肾脏纤维化的发生[40]。尽管 EGFR 在急性肾损伤时可促进肾脏再生修复和功能恢复,但是也有研究表明,EGFR 活化参与肾脏纤维化的发生和发展。研究显示,过表达肾小管特异的 EGFR 显性负性构建体的转基因小鼠,可减轻肾大部切除或慢性灌注血管紧张 Ⅱ（Angiotension，Ang Ⅱ）后的肾小管间质纤维化病变[14,41];在 N^G-硝基-L-精氨酸甲基酯（N^G-Nitro-L-Arginine Methyl Ester，L-NAME)诱导高血压的大鼠模型中,应用 Gefitinib 抑制 EGFR 活性,可预防肾功能下降以及减轻肾血管和肾小球纤维化的进展[42];另外,应用基因或药物抑制 EGFR 活性,可减轻单侧输尿管梗阻（Unilateral Ureteral Obstruction，UUO)的肾间质纤维化病变[43]。因此,EGFR 可能最初参与组织损伤后的再生修复过程,但是最终却导致损伤后期的过度纤维化。

EGFR 活化导致肾脏纤维化的机制,目前还不完全明了。与急性轻度肾损伤诱导的 EGFR 轻度短暂的磷酸化相反[33],慢性及严重肾损伤常常导致 EGFR 持续活化[17,43]。近期有报道显示,活性氧自由基（Reactive oxygen species，ROS)-依赖的 Scr 的磷酸化导致 EGFR 的持续活化[17],并促进肾间质成纤维细胞的活化以及多种致纤维因子的基因表达,包括转化生长因子 β1(Transforming Growth Factor - β1, TGF - β1)[43]。尽管有多种 EGFR 配体在病变肾脏表达,但是在 CKD 的发生过程中 TGF - α 可能是起主导作用的 EGFR 配体。它在 Ang Ⅱ-诱导的肾脏病中可介导 Ang Ⅱ-诱导的 EGFR 反式激活[14];它的表达使 FVB/N 小鼠品系发生 CKD 的遗传易感性增加[44];另外,类似 EGFR 基因敲除,TGF - α 基因失活可保护肾大部切除的 FVB/N 小鼠肾功能的恶化[45]。因此,抑制 EGFR 信号途径可能成为延缓 CKD 进展的治疗策略。

1.3.2 EGFR 与糖尿病肾病

糖尿病肾病(Diabetic Nephropathy, DN)是糖尿病患者常见的并发症,其特征是肾脏扩张和肾小球肥大[46-50]。其肾脏扩张与肾小管细胞水钠转运失调,导致钠和水重吸收过多有关[51],而肾小球肥大与肾小球基质的蓄积和足细胞损伤有关[46,52]。尽管 DN 的具体发表机制目前还不完全明确,肾脏本身产生的活性生长因子例如 EGF,随后导致的 EGFR 活化可能参与了 DN 的发病机制。除了 EGF 本身,各种刺激可激活 EGFR,包括高糖[53]和 Ang Ⅱ[54]。链脲佐菌素(Streptozotocin, STZ)诱导的糖尿病,EGF 和 HB - EGF 在肾脏的表达明显升高[55,56]。应用 PKI166 抑制 EGFR 活性可明显减轻糖尿病相关的肾脏扩张和肾小球肥大[46]。另外,在长期糖尿病肾病动物模型,PKI166 治疗还可有效地减轻足细胞损伤和降低蛋白尿[52]。

EGFR 参与 DN 发病机制可能包括以下几个方面。首先,EGFR 活化可上调血清糖皮质激素调节激酶-1,一个调节钠-氢交换子-3 的媒介,在 DN 介导近端肾小管的钠离子重吸收[46,57]。其次,葡萄糖转运蛋白1(促进葡萄糖转运的转运蛋白),其基因的表达依赖于 Ang Ⅱ-诱导的 EGFR 反式激活[58]。最后,在培养的肾脏系膜细胞,EGFR 的反式激活介导高糖诱

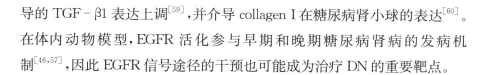

导的 TGF-β1 表达上调[59]，并介导 collagen I 在糖尿病肾小球的表达[60]。在体内动物模型，EGFR 活化参与早期和晚期糖尿病肾病的发病机制[46,57]，因此 EGFR 信号途径的干预也可能成为治疗 DN 的重要靶点。

1.3.3　EGFR 与高血压肾病

越来越多的证据显示，EGFR 在高血压相关肾损伤中起着重要的作用。研究显示，EGFR 的表达在醋酸去氧皮质酮(Deoxycorticosterone acetate，DOCA)-盐型-诱导高血压大鼠增加，主要定位于入球动脉、出球动脉和主动脉[61,62]。DOCA-盐型-高血压大鼠出现肾脏损害，表现为蛋白尿增加和肾动脉反应性增加。应用 EGFR 抑制剂 AG1478 可显著保护肾功能下降[61]。在高血压肾病大鼠模型，应用另一种 EGFR 抑制剂 gefitinib，同样可改善大鼠肾功能，并抑制肾血管和肾小球纤维化的进展[42]。另外，应用 EGF 活化或 Ang Ⅱ 反式激活 EGFR，可导致血管收缩[63-66]，而抑制 EGFR 活性则抑制血管收缩[64]，并减轻自发性高血压大鼠左心室肥大和血压升高[67]。机理研究显示，EGFR 介导的肾小动脉收缩和高血压与促进入球动脉细胞内钙离子内流[66]和刺激血管内皮细胞增殖有关[62,64,68,69]。

1.3.4　EGFR 与多囊肾

多囊肾(Polycystic Kidney Disease，PKD)是一种常见的遗传性疾病，其 PKD1 或 PKD2 基因发生突变，导致双侧肾脏多个囊肿，囊肿进行性增大，最终破坏肾脏结构和功能，导致终末期肾功能衰竭(End-Stage Renal Disease，ESRD)。根据遗传方式的差异，可分为常染色体显性多囊肾(Autosomal Dominant PKD，ADPKD)和常染色体隐性多囊肾(Autosomal Recessive PKD，ARPKD)。在正常情况下，EGFR 表达在成人肾小管上皮细胞的基底外侧膜[70-72]。但是 PKD 基因发生缺陷时可干扰 EGFR 的极性，导致其定位发生改变，使其在囊肿上皮表面的顶部表达增加[70,73,74]。研究者在 ARPKD 小鼠模型中应用基因突变方法抑制 EGFR 酪氨酸激酶活性发现，EGFR 活性下降可改善 ARPKD 小鼠的肾功能并大幅度减少集合管囊肿的形成[75]。随后的研究也显示，在 ARPKD 小鼠体内应用 EKI－785 抑制 EGFR 酪氨酸激酶活性，可显著减少肾脏集合管囊肿损伤的数量和大小，并改善肾小管功能[73]。这些数据提示 EGFR 在肾脏囊肿的形成起着重要的作用。

报道显示，在 ARPDK 肾脏近端肾小管囊肿，有多种 EGFR 配体的表达，包括 EGF、TGF－α、AP 和 HB－EGF[9,76,77]。HB－EGF 同样也在囊性结合管的表面顶端表达[9]。HB－EGF 可能通过自分泌和（或）旁分泌方式活化囊性肾小管上皮上的 EGFR。这表明"上游"生长因子脱落进入尿液的增加，可能导致远端表达顶端 EGFR 的集合管上皮细胞发生异常增殖。

1.3.5 EGFR 与腹膜纤维化

腹膜纤维化是长期腹膜透析患者常见的并发症，最终导致腹膜硬化和超滤失败。单层间皮细胞是腹膜的主要成分[78]，在腹膜炎（急性损伤）和长期暴露于含糖的腹膜透析液（慢性损伤）时需要不断的修复[79]。在长期持续性卧床腹膜透析患者（Continuous Ambulatory Peritoneal Dialysis，CAPD），这种修复功能逐渐下降，最终导致间皮细胞的丢失并进展导致腹膜纤维化的产生[79,80]。EGFR 及其配体可能参与腹膜透析过程中腹膜纤维化的发生和发展，主要基于以下的研究发现：① HB－EGF 表达在人类腹膜间皮细胞和腹腔巨噬细胞[79]；② 通过 HB－EGF 活化，EGFR 可诱导培养的人类腹膜间皮细胞（Human Peritoneal Mesothelial Cells，HPMC）发生增殖，并转化成具有致纤维化的表型[79]；③ EGF 处理 HPMC 后，可促进其转变成致纤维化表型，导致细胞外基质蛋白的合成增加[81]。

1.4　总　　结

　　综上所述,EGFR 参与急性肾损伤和慢性肾脏病的发病机制,但是却起着双重的作用:在急性肾损伤,EGFR 活化促进肾脏再生反应和肾功能恢复;但是在慢性肾脏病,EGF 活化导致肾间质纤维化的发生和发展。尽管 EGFR 活化导致有利和有害后果的机制目前还不完全明确,但是 EGFR 介导的肾脏纤维化可能是严重肾损伤时肾脏异常修复的结果。药物抑制 EGFR 活性已显示可缓解肾脏纤维化,提示抑制 EGFR 信号途径可能成为延缓 CKD 进展的治疗策略。

第2章

EGFR 促进急性肾损伤的再生修复

2.1 概　　述

　　表皮生长因子受体(Epidermal Growth Factor Receptor，EGFR)是一种跨膜蛋白受体,是原癌基因 C-erbB-1(HER-1)的表达产物,故又名为HER-1或 ErbB-1,本身具有酪氨酸激酶活性。EGFR 与相应的配体结合可引起 EGFR 形成同源或异源二聚体启动细胞内信号转导,激活下游多种信号转导途径,包括 JAK/STAT3 信号途径、PI3K/Akt 信号途径和 MAPK/ERK 信号途径,产生多种生物学效应参与细胞存活、去分化、迁移和增殖[1-3]。

　　急性肾损伤(Acute Kidney Injury，AKI)是指肾功能在短时间内的急剧丧失。它是临床上较常见的一种危重疾病,影响着全球数百万患者,可导致死亡率上升或不可逆的肾功能损害而需终生透析,因此研究其发病机制及有效治疗措施至关重要。在普通住院病人中,AKI 的发病率普遍报道在 $3.2\%\sim9.6\%$;在危重症 ICU 病人中,其发病率在 $5\%\sim10\%$[4,5]。普通住院病人出现 AKI 的死亡率大约为 20%,而 ICU 患者死亡率则高达 50%[6]。AKI 的病因有多种因素,包括缺血-

再灌注(Ischemia-Reperfusion，IR)损伤、脓毒血症或接触肾毒性药物等。AKI 动物模型的研究显示，肾脏具有强大的再生功能，在一定程度上可从缺血或其他损伤造成的肾小管坏死中恢复。肾脏的自我修复功能具有重要的临床意义，对其机制的阐明有助于 AKI 病人的早期恢复。

研究显示，残存的肾小管上皮细胞是 AKI 后肾脏再生修复的主要细胞[7]。在再生过程中，残存的肾小管上皮细胞发生去分化、迁移和增生，最后再分化形成成熟的肾小管细胞[8]，从而使肾脏上皮在形态上和功能上得以恢复。越来越多的证据显示，EGFR 参与肾脏上皮细胞的损伤修复和再生过程。报道显示，肾脏近端小管特异的 EGFR 基因敲除或应用 EGFR 特异抑制剂 erlotinib 干预，可延缓 IR 损伤小鼠肾功能的恢复[9]。同样，Wave-2 小鼠，一种含有 EGFR 点突变的转基因小鼠，其 EGFR 活性下降大于 90%，与同窝野生型小鼠相比较，Wave-2 小鼠发生 AKI 后，其肾功能恢复更加缓慢[10]。另外，应用外源性 EGF 或肝素结合表皮生长因子样生长因子(Heparin-Binding EGF-Like Growth Factor，HB-EGF)激活 EGFR，可促进急性缺血性肾损伤的肾小管细胞增殖并促进肾功能的恢复[11,12]。这些研究表明，EGFR 的活性可能参与调节 AKI 后肾脏的损伤修复和功能恢复。但是目前关于 EGFR 介导的肾脏再生反应及其机制还不完全明了。

因此，本研究通过建立缺血再灌注损伤的动物模型，采用 Wave-2 基因缺陷小鼠(含 EGFR 点突变的基因缺陷小鼠，其 EGFR 活性下降大于 90%)，来研究 EGFR 在急性肾损伤再生修复中的作用及其机制。

2.2　材　　料

2.2.1　动物

雄性野生型及 Wave-2 小鼠 100 只,6~8 周龄,Wave-2 小鼠保持在 C57BL/6Jei×C3H/HeSnJ 背景(Jackson 实验室,巴尔港,缅因州),于布朗大学附属罗德岛医院实验动物中心饲养及繁殖。

2.2.2　主要试剂

p-EGFR,p-STAT3,STAT3,p-Akt,Akt,Vimentin 抗体购买于 Cell Signaling Technology (Dancers,MA);

Pax-2 抗体购买于 Invitrogen (Grand Island,NY);

EGFR,Proliferating Cell Nuclear Antigen (PCNA),GAPDH 抗体购买于 Santa Cruz Biotechnology, Inc. (Santa Cruz,CA);

Neutrophil Gelatinase-Associated Lipocalin (NGAL)购买于 R&D systems (Minneapolis,MN);

α-tubulin 及其他二抗和化学试剂均购买于 Sigma (St. Louis,MO);

FITC 标记的 Donkey Anti Mouse Secondary Antibody 购买于 Invitrogen (Grand Island,NY);

Texas Red 标记的 Donkey Anti Rabbit Secondary Antibody 购买于 Invitrogen (Grand Island,NY)。

2.2.3　主要仪器

UV-2102 PCS 型紫外可见分光光度仪(德国 Unicon)

全自动酶标仪(芬兰 Labsystems)

低温高速离心机(美国 Beckman)

荧光倒置显微镜(日本 Olympus)

光学显微镜(日本 Olympus)

Mini Trans-Blot 电泳仪(美国 BIO-RAD)

2.2.4　主要试剂配制方法

1. 0.1 mol/L 枸橼酸盐缓冲液(pH 4.4)

A 液:0.1 mmol/L 枸橼酸液(有水枸橼酸 2.101 g 溶在 100 mL 去离子水)。B 液:0.1 mmol/L 枸橼酸三钠液(枸橼酸三钠 2.941 g 溶在 100 mL 去离子水)。A 液与 B 液按照 28:22 的比例混匀,再用酸度计进行 pH 值得调整。

2. 4% 的多聚甲醛缓冲液

40% 多聚甲醛 120 mL,$NaH_2PO_4 \cdot 2H_2O$ 4.52 g,$Na_2HPO_4 \cdot 12H_2O$ 32.77 g,去离子水定容至 1 000 mL,4℃ 避光保存。

3. 蛋白裂解液

裂解液 A:20 mM Tris-HCl Buffer,pH 7.5,0.15 M NaCl,1 mM EDTA,1 mM EGTA;裂解液 B:100 μM PMSF,1 μg/mL Aprotinin,1 μl/mL β-巯基乙醇。

4. 0.5×TBE 电泳缓冲液

Tris 16.2 g、硼酸 8.25 g、0.5 M EDTA (pH 8.0)6.0 mL,加去离子水定容至 3 L。

5. 免疫蛋白印记(Western Blot)主要试剂的配制

(1) 2×SDS 凝胶加样缓冲液:

Tris	1.21 g
SDS	4.00 g
溴酚蓝	0.20 g
甘油	20 mL

加去离子水至 100 mL,并用 HCl 调 pH 至 6.8

(2) 30%丙烯酰胺溶液:

丙烯酰胺	29 g
N,N'-亚甲基双丙烯酰胺	1 g

加去离子水至 100 mL

(3) 10%SDS:SDS 10 g 加去离子水至 100 mL。

(4) 10%过硫酸铵:1 g 过硫酸铵加去离子水至 10 mL,每周配制一次。

(5) 1.5 mol/L Tris(pH 8.8):36.2 g Tris 加水至 160 mL,用浓 HCl 调 pH 至 8.8,然后用蒸馏水定容至 200 mL。

(6) 1.0 mol/L Tris(pH 6.8):24.2 g Tris 加水至 160 mL,用浓 HCl 调 pH 至 6.8,然后用蒸馏水定容至 200 mL。

(7) Tris-甘氨酸 SDS 聚丙烯酰胺凝胶电泳分离胶配方:

	10%(mL)	15%(mL)
去离子水	4.0	5.0
30%丙烯酰胺	3.3	2.3
1.5 mol/L Tris(pH 8.8)	2.5	2.5
10%SDS	0.1	0.1
10%过硫酸胺	0.1	0.1
TEMED	0.004	0.004

（8）Tris - 甘氨酸 SDS 聚丙烯酰胺凝胶电泳积层胶配方（mL）：

去离子水	2.7
30% 丙烯酰胺	0.67
1.0 mol/L Tris(pH 6.8)	0.5
10%SDS	0.04
10% 过硫酸胺	0.04
TEMED	0.004

（9）丽春红 S 染液：

丽春红	0.2 g
三氯乙酸	3.0 g

加去离子水定容至 100 mL

（10）电泳缓冲液：

Tris	3.03 g
甘氨酸	18.8 g
SDS	1 g

加去离子水定容至 1 000 mL

（11）转膜缓冲液：

甘氨酸	2.9 g
Tris	5.8 g
SDS	0.37 g
甲醇	200 mL

加去离子水定容至 1 000 mL

(12) 0.1%PBS-T：1×PBS 1 000 mL,加 1 mL Tween-20,混匀。

(13) 5%脱脂奶粉：5 g 脱脂奶粉用 0.1%PBST 溶解定容至 100 mL。

2.3　方　　法

2.3.1　单侧缺血再灌注小鼠动物模型的建立

雄性野生型及 Wave-2 小鼠 100 只,6～8 周龄,Wave-2 小鼠保持在 C57BL/6Jei×C3H/HeSnJ 背景(Jackson 实验室,巴尔港,缅因州),于布朗大学附属罗德岛医院实验动物中心饲养(SPF 级)。环境温度维持在 20±2℃,相对湿度(40%～60%),光照 12 h,自由进食、饮水。大鼠适应性正常饲养 1 周。随机选择 45 只大鼠建立单侧缺血再灌注模型：小鼠应用氯胺酮(75 mg/kg)腹腔注射麻醉后,采用背部左侧侧切,钝性分离肾动脉和肾静脉,用无损伤动脉夹夹闭肾动静脉 45 min(85 g 压力,37℃)后松开动脉夹,小鼠肾脏颜色在数秒钟内由暗红色逐渐变成鲜红色,提示血供恢复,再灌注良好。假手术组分离肾血管,但未予夹闭。在手术后第 2 天后处死动物,收集肾脏,然后纵向切成两半,一半肾脏于甲醛固定,用于免疫荧光、免疫组化和 Masson 染色;另一半则再储存于液氮中,应用免疫印迹分析。

2.3.2　动物分组

(1) Sham-wt 组：假手术野生型小鼠。

(2) Sham-wa 组：假手术 Wave-2 小鼠。

(3) IR-wt 组：单侧缺血再灌注野生型小鼠。

(4) IR-wa 组：单侧缺血再灌注 Wave-2 小鼠。

2.3.3　标本收集与处理

1. 肾组织的留取

小鼠麻醉后迅速分离并收取双侧肾脏。左肾及右肾小心剥去包膜，然后分别纵向切成两半，一半肾脏于甲醛固定，制作石蜡切片；另一半则在储存于液氮中，用于制备肾组织匀浆液。

2. 肾组织石蜡切片的制备

左肾组织标本截取厚度 2 mm 左右的薄片置于 4% 多聚甲醛缓冲液中固定 24 h 后，再分别经过 70% 乙醇 24 h、80% 乙醇 12 h、95% 乙醇过夜、100% 乙醇 1 h×2 次梯度脱水，二甲苯透明 30～60 min，浸蜡过夜，包埋成石蜡块。用切片机（Leica）切成 3 μm 厚的薄片，贴于经 1‰(v/v) 多聚赖氨酸浸泡的洁净载玻片上，于 37℃烤箱过夜，存放于干燥避光处，用于免疫荧光、免疫组化和 Masson 染色和病理形态分析。

3. 肾组织匀浆的制备

取肾组织，加入 1 mL 的组织裂解液，用匀浆器在冰上匀浆，4℃，14 000 r，离心 15 min。取上清保存在 −80℃备用。

2.3.4　检测指标及操作方法

1. 肾脏病理检测

过碘酸- Schiff 碱（PAS）染色法：石蜡切片常规脱蜡至水，滴加固定液固定 10 min，水洗，晾干；滴加过碘酸氧化 10 min，水洗，晾干；滴加 Schiff 溶液，37℃放置 30～60 min，流水冲洗 10 min，晾干；镜检满意后浸入苏木素复染 2 min，盐酸酒精溶液内 20 s，饱和碳酸锂 1 min，置于光镜下观察。

肾小管损伤程度评分方法：根据肾小管损伤占整体比例分为 0～3

分,0 分表示无病变,1 分表示损伤面积小于 30%,2 分表示损伤面积为 30%~60%,3 分表示损伤面积大于 60%。

2. TUNEL 染色

肾组织石蜡切片经二甲苯固定,100%-95%-90%-80%梯度酒精脱蜡后,去离子水水洗 5 min×3 次,加入 TUNEL 试剂(Roches Molecular System, Branchburg, New Jersey),37℃孵育 1 h,后避光清洗 5 min×4 次,用甘油封片,荧光倒置显微镜下观察及拍摄图片。

3. Western blot

肾组织匀浆后,用分光光度法检测蛋白浓度。取相同质量样品于 SDS-PAG 凝胶电泳,PVDF 膜转膜,5%脱脂牛奶室温封闭 1 h,后加入相应一抗,4℃过夜。TBST 漂洗 15 min×3 次;用 TBST 配置的相应二抗(1∶1 000)室温孵育 1 h,TBST 漂洗 15 min×3 次。取 ECL 发光剂 A 液及 B 液,混匀后与膜作用 90 s,迅速将膜放入暗盒,于暗室中在膜上压 X 光片曝光,放入 X 光片显影机器内读片。结果用 Image J 软件检测条带浓度。

4. 免疫荧光染色

肾组织石蜡切片经二甲苯固定,100%-95%-90%-80%梯度酒精脱蜡后,去离子水水洗 5 min×3 次;3% H_2O_2 处理 10 min,PBS 漂洗 5 min×2 次;0.5%Trixon 处理 10 min,PBS 漂洗 5 min×2 次;5%BSA 室温封闭 1 h;用 5%BSA 配置相应一抗:Pax-2(1∶50),PCNA(1∶50),p-EGFR(1∶50),α-SMA(1∶200),p-histone H3(1∶250),p-STAT3(1∶100),p-Akt(1∶100),4℃过夜。PBS 漂洗 5 min×3 次,加入 FITC 或 Texas Red 标记的相应二抗,室温避光孵育 1 h;PBS 避光漂洗 5 min×4 次,缓冲甘油封片,荧光倒置显微镜下观察,拍照。

2.3.5　统计学分析

用 SPSS17.0 软件对结果中的数据进行统计学处理,实验数据以 $\bar{x} \pm s$ 表示,组间比较采用单因素方差分析,以 $P < 0.05$ 为有统计学意义。

2.4　结　　果

2.4.1　EGFR 在急性 IR 损伤的 WT 和 Wa - 2 小鼠肾脏中的活化剂表达

为研究 EGFR 在肾脏损伤修复和肾脏纤维化中的作用,我们首先检测 EGFR 在 IR 损伤后于 WT 和 Wa-2 小鼠肾脏中的活化和表达水平。图 2 - 1A 和 B 显示 EGFR 的磷酸化(phospho - EGFR,p - EGFR)水平在对照组的 WT 及 Wa-2 小鼠中表达极低,而 IR 损伤后 p - EGFR 在 WT 小鼠中的表达水平显著升高,而在 Wa - 2 小鼠则表达水平显著下降($>90\%$),差别有统计学意义。总的 EGFR 水平在 I/R 损伤后与对照组比较,WT 及 Wa-2 的表达水平均明显升高,差别有统计学意义,而 WT 与 Wa-2 在 IR 损伤后总的 EGFR 水平差别无统计学意义(图 2 - 1A,C)。免疫荧光检测发现,在急性 IR 损伤中,p - EGFR 主要表达在肾小管上皮细胞,但是通过免疫共染 DAPI(蓝色)、α - SMA(绿色)和 p - EGFR(红色)发现,p - EGFR 也有少量表达在活化的肾间质成纤维细胞,并且这些活化的成纤维细胞大部分聚集于严重损伤的肾小管区域,而小管损伤比较轻微的区域则很罕见(图 2 - 1D,E)。

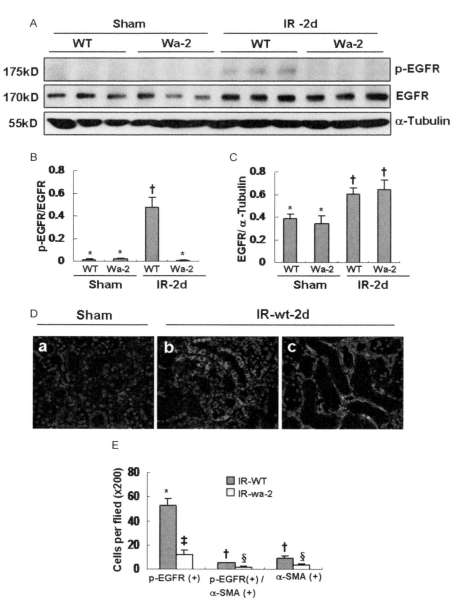

图 2-1　EGFR 在急性 IR 损伤的 WT 和 Wa-2 小鼠肾脏中的活化剂表达

2.4.2　抑制 EGFR 活性加重小鼠急性 IR 损伤

PAS 染色显示,与对照组相比,WT 小鼠急性 IR 损伤后出现肾小管扩张、肿胀、坏死及管型形成,而这些小管损伤改变在 Wa-2 小鼠肾脏进一步加重(图 2-2A)。肾小管损伤程度评分显示 IR 损伤后,与 WT 相比较,Wa-2 肾小管损伤系数进一步增加,差别有统计学意义(图 2-2B)。中心粒细胞明胶酶相关载脂蛋白(Neutrophil gelatinase associated lipocalin,NGAL)是一种早期急性肾脏损伤的标志物[13]。在对照组,NGAL 在 WT 及 Wa-2 小鼠肾脏均无表达。IR 损伤后,NGAL 表达在 WT 小鼠肾脏明显升高,而在 Wa-2 小鼠表达进一步升高,差别均有统计学意义(图 2-2C,D)。这些结果提示 EGFR 在急性

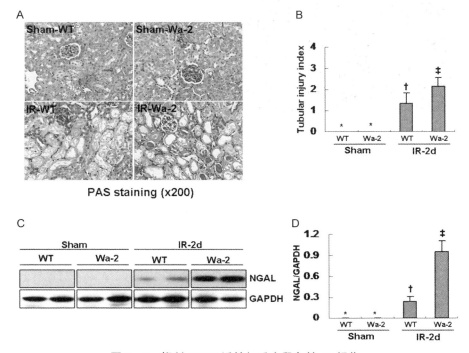

图 2-2　抑制 EGFR 活性加重小鼠急性 IR 损伤

肾损伤中起保护作用。

2.4.3 抑制 EGFR 活性加重 IR 损伤后的凋亡损伤

TUNEL 染色显示(图 2-3A),IR 损伤后,WT 小鼠出现肾小管细胞凋亡。与 WT 小鼠比较,Wa-2 小鼠肾小管细胞凋亡水平进一步加重。计数阳性凋亡细胞数显示(图 2-3B),IR 损伤后,凋亡细胞在 WT 小鼠明显升高,而在 Wa-2 小鼠则进一步升高,差别均有统计学意义。

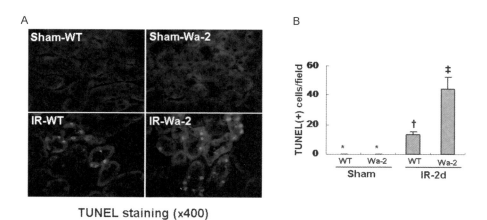

TUNEL staining (×400)

图 2-3 抑制 EGFR 活性加重 IR 损伤后的凋亡损伤

2.4.4 抑制 EGFR 活性下调 Pax-2 及 Vimentin 表达

Pax-2 及 Vimentin 均是肾小管细胞去分化的标志物[14,15]。免疫荧光检测显示 Pax-2 主要定位于肾小管细胞核内(图 2-4A)。在对照组,WT 及 Wa-2 小鼠均不表达 Pax-2。IR 损伤后 Pax-2 在 WT 小鼠肾脏表达显著升高,而 Wa-2 小鼠表达则明显下降,差别均有统计学意义(图 2-4A,B)。同样,Western blot 分析显示,Vimentin 在对照组均无表达,而 IR 损伤后,在 WT 小鼠肾脏表达显著升高,而在 Wa-2 小鼠表达则明显下降(图 2-4C,D)。这些结果显示 EGFR 在急性肾脏损伤后的再生修复中起着重要作用。

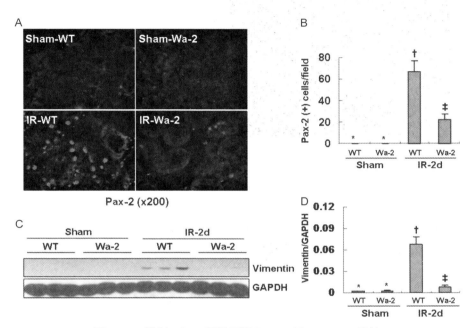

图 2-4　抑制 EGFR 活性下调 Pax-2 及 Vimentin 表达

2.4.5　抑制 EGFR 活性下调 PCNA 表达

增殖细胞核抗原(Proliferating Cell Nuclear Antigen,PCNA)是细胞增殖相关标志物。免疫荧光检测(图 2-5A)显示 PCNA 主要定位于肾小管细胞核内,其在对照组有极少量表达,IR 损伤后 PCNA 在 WT 小鼠肾脏表达明显增加,而 Wa-2 小鼠则表达明显下降。计数 PCNA 表达的阳性细胞(图 2-5B)显示 PCNA 在对照组 WT 和 Wa-2 有极少量细胞表达,而 IR 损伤后其在 WT 小鼠表达显著升高,而 Wa-2 小鼠则表达明显下降,差别均有统计学意义。同样,Western blot 分析(图 2-5C,D)显示 IR 损伤后 PCNA 在 WT 小鼠肾脏表达显著升高,而

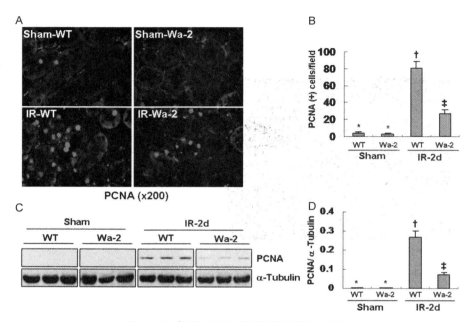

图 2-5　抑制 EGFR 活性下调 PCNA 表达

Wa-2小鼠表达则明显下降。这些数据提示急性肾损伤后肾小管细胞的再生修复依赖于 EGFR 的活性。

2.4.6　抑制 EGFR 活性下调 p-STAT3 和 p-Akt 表达

　　EGFR 活化后可激活下游细胞信号途径,包括 STAT3 和 Akt 信号途径。研究显示,STAT3 和 Akt 在不同细胞中与细胞的存活和增殖有关[16-19]。因此,我们检测两者在早期 IR 损伤中的表达情况。Western blot 分析显示(图 2-6A,B,D),p-STAT3 和 p-Akt 在对照组均无明显表达,IR 损伤后,p-STAT3 和 p-Akt 在 WT 小鼠肾脏表达显著升高,而在 Wa-2 小鼠则表达明显下降。总的 STAT3 和 Akt 在对照组有基础表达,两者在 WT 和 Wa-2小鼠的基础表达水平无明显差异。IR 损伤后,总的 STAT3 和 Akt 在 WT 和 Wa-2 小鼠表达水平均显著升

高,两者表达水平无明显差别(图 2 - 6A,C,E)。这些数据提示 EGFR
调节肾脏再生反应可能通过活化 STAT3 和 Akt 信号途径。

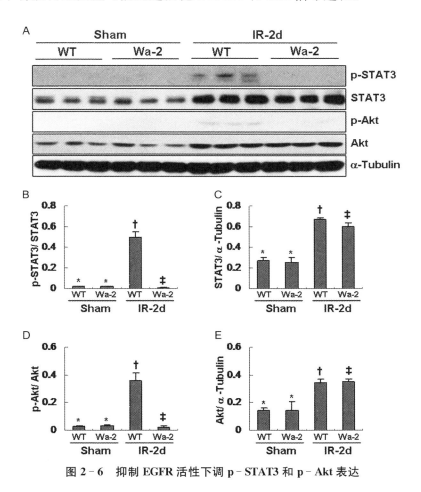

图 2 - 6　抑制 EGFR 活性下调 p - STAT3 和 p - Akt 表达

2.5　讨　　论

本研究应用基因缺陷小鼠 Wave - 2 小鼠,一种含有 EGFR 点突变的基因缺陷小鼠，其 EGFR 活性下降大于 90%，建立单侧缺血再灌注肾损伤模型。在早期 IR 损伤（2 天），与野生型小鼠相比较，Wave-2 小鼠急性肾小管损伤程度更严重，再生反应下降，表现为肾小管细胞凋亡增加、小管细胞去分化和增殖水平下降。这些结果提示，EGFR 在肾脏损伤后的再生修复中起着重要的作用。

　　缺血再灌注（Ischemia Reperfusion，IR）损伤是 AKI 的一个最常见病因。急性 IR 损伤可导致急性肾小管坏死和凋亡，尤其影响近端肾小管 S3 段[20,21]。研究显示，肾脏具有强大的再生能力，在一定程度上可从缺血损伤造成的肾小管坏死中恢复。证据显示，残存的肾小管上皮细胞是肾脏损伤后再生修复的主要细胞[7]。在再生过程中，残存的肾小管上皮细胞发生去分化、迁移和增生，最后再分化形成成熟的肾小管细胞[8]，从而使肾小管结构和功能得以恢复。尽管 AKI 损伤后的再生修复作用机制还不完全明了，有报道显示某些分子如 Vimentin、Pax-2 和神经细胞黏附分子（Neural Cell Adhesion Molecule，NCAM），正常情况下这些分子在后肾间质表达而在成熟的肾脏并不表达，但是在肾小管损伤后修复的过程中，这些分子则在成熟的肾脏发生再表达[14,15,22]。这提示，肾脏损伤后的再生过程可能模拟早期肾脏发育的过程。

　　在肾脏发育过程中，肾脏间充质细胞处于去分化和高度增殖状态，这个过程是由大量的生长因子进行调控，例如 EGFR 配体。EGF 是首个从小鼠颌下腺分离的 EGFR 配体蛋白，可通过促进上皮基底细胞的增殖诱导初生小鼠眼睑睁开[23]。器官培养研究发现，EGF 以及其他 3 种 EGFR 配体 HB-EGF、转化生长因子-α（Transforming Growth Factor-α，TGF-α）和双调蛋白（Amphiregulin，AR），均表达在中肾和后肾结构中，并调控肾小管的生成和分支[24-29]。这些配体均通过活化 EGFR 来发挥它们的生物学效应。研究显示，EGFR 活性也参与肾脏发育过程，例如证据显示 EGFR 激酶的活性失活可抑制输尿管芽的分支[30]；而 EGFR 缺陷的小鼠可导致多器官上皮发育受损，包括肾脏上皮[31]。越来越多的证据显示，EGFR 参与肾脏上皮细胞的损伤修复和再生过程。报道显示，肾脏近端小管特异的 EGFR 基因敲除或应用 EGFR 特异抑制剂 erlotinib 干预，可延缓 IR 损伤小鼠肾功能的恢复[9]。同样，Wave - 2 小鼠，一种含有 EGFR 点突变的转基因小鼠，其 EGFR 活性下降大于 90%，与同窝野生型小鼠相比较，Wave - 2 小鼠发生 AKI 后，其肾功能恢复更加缓慢[10]。另外，应用外源性 EGF 或肝素结合表皮生长因子样生长因子（Heparin-Binding EGF - Like Growth Factor，HB - EGF）激活 EGFR 可促进急性缺血性肾损伤的肾小管细胞增殖并促进肾功能的恢复[11,12]。这些研究表明，EGFR 的活性可能参与调节 AKI 后肾脏的损伤修复和功能恢复。但是，目前关于 EGFR 介导的肾脏再生反应及其机制还不完全明了。

肾脏损伤后再生反应包括三个过程：去分化、迁移和增生。去分化是肾小管上皮细胞再生过程的第一步。尽管我们既往体外研究显示，EGFR 活性调节原代培养肾小管上皮细胞氧化损伤后的去分化[32]，但是其在体内的调节机制目前尚不明确。本研究阐明了 EGFR 在体内调节这个过程起着重要的作用。我们发现在急性 IR 损伤诱导 AKI，Vimentin 和 Pax - 2，两种去分化标志物（表达在间充质细胞而在成熟肾脏不表达），在 WT 小鼠损伤的肾小管细胞发生再表达增加，而在 Wave - 2 小鼠则表达下降。另一方面，肾小管细胞增生是细胞再生反应的另一个重要过程。我们的研究也发现 PCNA（一种细胞增殖的标志物），在 WT 小鼠损伤肾脏的表达显著升高，而在 Wave - 2 小鼠则表达明显下降。由于肾小管细胞去分化和增殖是肾脏损伤修复的主要机制，因此我们的数据阐明了 EGFR 的活性促进肾脏损伤后的再生修复过程。

EGFR 的活化可激活下游某些重要的细胞信号途径，包括 STAT3 和 Akt 信号途径。在多种不同细胞类型的研究显示，STAT3 和 Akt 的活化与细胞的存亡和增殖有关,包括肾脏上皮细胞[16-19,33,34]。我们既往体外研究也显示,STAT3 和 Akt 信号途径的活化介导小鼠肾脏近端小管细胞(Renal Proximal Tubular Cells,RPTC)细胞的存亡和增殖[16,35,36]。本实验研究发现,STAT3 和 Akt 的活化(磷酸化)在急性 IR 损伤的 WT 小鼠肾脏表达显著升高,而在 Wa-2 小鼠则表达明显下降,提示 EGFR 在介导两者活化中起着重要的作用。因此,这些数据提示,EGFR 调节肾脏再生反应过程可能通过活化下游的 STAT3 和 Akt 信号途径。

综上所述,我们的研究表明,在早期 IR 损伤诱导 AKI,EGFR 活化促进肾脏上皮细胞的再生反应,这个过程可能通过活化下游的 STAT3 和 Akt 信号途径。

第3章

EGFR 导致晚期 IR 肾损伤的肾脏纤维化

3.1 概　　述

急性肾损伤(AKI)是一种严重的临床疾病,其死亡率可高达50%。肾损伤后,肾脏可能完全修复,恢复肾脏正常形态和功能;也可能不完全修复,最终导致肾脏纤维化。目前大约有1/3的AKI患者可进展至慢性肾脏病(Chronic Kidney Disease,CKD),表现为肾小管萎缩、肾间质成纤维细胞增殖、肾间质炎症浸润和细胞外基质(Extracellular Matrix,ECM)蛋白的过度沉积[37,38]。AKI是CKD的一个主要病因,并可加速CKD进展至终末期肾脏病(End-Stage Renal Disease,ESRD)[39-41],因此阐明肾脏生理性修复和病理性纤维化的分子机制有助于研究有效的治疗措施来促进肾脏修复和预防肾脏纤维化进展。

组织损伤后的修复过程包括两个阶段:一个是再生阶段,即损伤的细胞由同一类型的细胞进行替代修复;另一个则是纤维化阶段,即由结缔组织替代正常的实质组织[42]。我们在上述早期IR损伤诱导AKI模型中发现,EGFR促进急性肾脏损伤后的再生修复反应。但是也有研究显示,EGFR的活化导致慢性肾损伤肾脏纤维化的进展。例如,过表达肾小管特异的 EGFR 显性负性构建体的转基因小鼠,可减轻肾大部切除或慢性灌注血管紧张素Ⅱ(Angiotension, Ang Ⅱ)后的肾小管间质纤维化病变[43,44];在 N^G-硝基-L-精氨酸甲基酯(N^G-Nitro-L-Arginine Methyl Ester, L-NAME)诱导高血压的大鼠模型中,应用 EGFR 抑制剂 Gefitinib 抑制 EGFR 活性,可预防肾功能下降以及减轻肾血管和肾小球纤维化的进展[45];另外,应用基因或药物抑制 EGFR 活性,可减轻单侧输尿管梗阻(Unilateral Ureteral Obstruction, UUO)的肾间质纤维化病变[46]。因此,EGFR 可能最初参与组织损伤后的再生修复过程,但是最终也可能导致损伤后期的过度纤维化。

EGFR 可表达在肾间质成纤维细胞和肾脏小管上皮细胞上[47-49]。研究显示肾脏 EGFR 的活化导致肾脏纤维化的进展[43,44]。肾脏纤维化的病变特征主要表现为活化的成纤维细胞(即肌成纤维细胞)增殖、ECM 过度产生和沉积,并最终导致纤维化病变和组织瘢痕形成[42,50,51]。尽管损伤后导致肾小管间质纤维化的分子机制目前还不完全明确,基因追踪研究表明,肾脏常驻的成纤维细胞是肌成纤维细胞的主要来源,并在这个过程中起着重要的作用[52]。因此,研究肌成纤维细胞的活化和增殖的机制,有助于探索有效干预措施来延缓 CKD 的进展。另一方面,肾脏上皮细胞病变在肾脏纤维化形成也起着重要的作用。近期 Yang 等人研究显示,在多种不同急性肾损伤后,大量肾小管上皮细胞发生细胞周期 G2/M 期阻滞,这些 G2/M 期阻滞的细胞可产生致纤维化因子转化生长因子 β1(Transforming Growth Factor β1, TGF-β1)和结缔组织生长因子(Connective Tissue Growth Factor, CTGF)[53]。这表明,肾脏上皮细胞可能通过诱导其表型转变而产生 TGF-β1 等致纤维因子,间接调节肾间质成纤维细胞活化而导致肾脏纤维化进展。但是,EGFR 是否在肾间质成纤维细胞和肾脏小管上皮细胞上起作用而导致肾脏纤维化的进展,目前还不完全明确。

因此本实验研究目的是为了阐述 EGFR 介导急性肾损伤晚期肾脏纤维化的分子机制。我们应用 Wave－2 小鼠（EGFR 活性下调的基因缺陷小鼠），应用单侧 IR 损伤诱导肾脏损伤（7 天、14 天和 28 天）。我们研究发现，严重 IR 损伤诱导持续的 EGFR 活化，在早期 IR 损伤有助于肾小管细胞再生反应，但是在 IR 损伤晚期却最终导致肾间质成纤维细胞的活化和增殖，加速肾脏纤维化的进展。

3.2　材　　料

动物、仪器、标本收集等部分见第 1 章材料与方法。

主要试剂

p－EGFR，p－STAT3，STAT3，p－Akt，Akt 抗体购买于 Cell Signaling Technology（Dancers，MA）；

EGFR，Proliferating Cell Nuclear Antigen（PCNA），GAPDH，collagen 1（A2），fibronectin 抗体购买于 Santa Cruz Biotechnology，Inc.（Santa Cruz，CA）；

p－histone H3 抗体购买于 Abcam（Cambridge，MA）；

α－SMA and α－tubulin 及其他二抗和化学试剂均购买于 Sigma（St. Louis，MO）；

FITC 标记的 Donkey Anti Mouse Secondary Antibody 购买于 Invitrogen（Grand Island，NY）；

Texas Red 标记的 Donkey Anti Rabbit Secondary Antibody 购买于 Invitrogen（Grand Island，NY）。

3.3 方　　法

免疫荧光染色、Western blot 等方法见第 1 章。

3.3.1　单侧缺血再灌注小鼠动物模型的建立

雄性野生型及 Wave-2 小鼠 100 只,6～8 周龄,Wave-2 小鼠保持在 C57BL/6Jei×C3H/HeSnJ 背景(Jackson 实验室,巴尔港,缅因州),于布朗大学附属罗德岛医院实验动物中心饲养(SPF 级)。环境温度维持在 20±2℃,相对湿度(40%～60%),光照 12 h,自由进食、饮水。大鼠适应性正常饲养 1 周。随机选择 45 只大鼠建立单侧缺血再灌注模型:小鼠应用氯胺酮(75 mg/kg)腹腔注射麻醉后,采用背部左侧侧切,钝性分离肾动脉和肾静脉,用无损伤动脉夹夹闭肾动静脉 45 min(85 g 压力,37℃)后松开动脉夹,小鼠肾脏颜色在数秒钟内由暗红色逐渐变成鲜红色,提示血供恢复,再灌注良好。假手术组分离肾血管,但未予夹闭。在手术后第 7、14、28 天后处死动物,收集肾脏,然后纵向切成两半,一半肾脏于甲醛固定,用于免疫荧光、免疫组化和 Masson 染色;另一半则再储存于液氮中,应用免疫印迹分析。

3.3.2　Masson 染色

肾组织石蜡切片经二甲苯固定,100%-95%-90%-80%梯度酒精脱蜡后,去离子水水洗 5 min×3 次;Bouin 氏液 56℃水浴 15 min,水洗 5 min;Weigert 液处理 5 min,自来水冲洗 5 min;布列西猩红液处理 5 min,去离子水润洗 5 min;磷钨酸/磷钼酸处理 5 min;苯胺蓝处理

9 min；1％乙酸处理 2 min；90％ - 95％ - 100％乙醇水化及二甲苯固定，凝胶树脂封片。

3.3.3　统计学分析

用 SPSS17.0 软件对结果中的数据进行统计学处理，实验数据以 $\bar{x} \pm s$ 表示，组间比较采用单因素方差分析，以 $P < 0.05$ 为有统计学意义。

3.4　结　　果

3.4.1　IR 损伤后 p - EGFR、EGFR 及 α - SMA、collagen I 和 Fibronectin 的表达情况

在 WT 小鼠，IR 损伤后诱导 p - EGFR 表达，IR - 2 天时轻度增加，IR - 7 天水平仍在同一水平，到 14 天达到高峰，至 28 天仍持续升高（图 3 - 1A，B）。另外，总的 EGFR 也在 IR - 2 天后开始升高，然后逐渐升高直至 28 天（图 3 - 1C）。另一方面，collagen I 和 α - SMA 在 WT 小鼠有基础表达水平，IR 损伤后两者的表达水平在 IR - 2 天时轻度升高，在 IR - 7 天进一步升高，而在 14 天和 28 天达到高峰（图 3 - 1D，E，F）。Fibronectin 在对照组 WT 小鼠的肾脏中无表达，IR 损伤 14 天后其表达开始升高，并在 IR - 28 天进一步升高（图 3 - 1D，G）。

3.4.2　抑制 EGFR 活性减轻晚期 IR 肾损伤模型的肾脏纤维化

AKI 可进展导致 CKD 的产生[39-41]，表现为肾间质成纤维化细胞活化（如 α - SMA 表达）和细胞外基质蛋白（Extracellular matrix，ECM）产生增加（如 Fibronectin 和 Collagen I）。因此，我们研究 EGFR

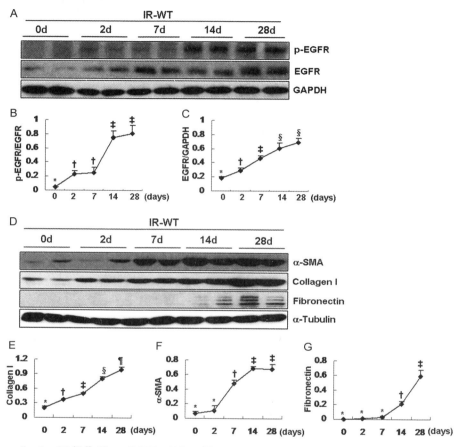

图 3-1　IR 损伤后 p-EGFR，EGFR 及 α-SMA，collagen I 和 Fibronectin 的表达情况

活化与 AKI 后期肾脏纤维化的形成是否有关。肾脏 Masson 染色(图 3-2A,B)显示,IR-28 天时在 WT 小鼠肾间质的蓝染面积较对照组显著升高,而在 Wave-2 则显著下降,差别均有统计学意义。免疫印迹分析(图 3-2C-F)显示,IR-28 天时,WT 小鼠肾病 Fibronectin、α-SMA 和 Collagen I 均显著升高,而 Wave-2 小鼠则这些蛋白表达显著下降,差别均有统计学意义。

在进展为 CKD 的过程中,间质成纤维细胞转化成 α-SMA-阳性

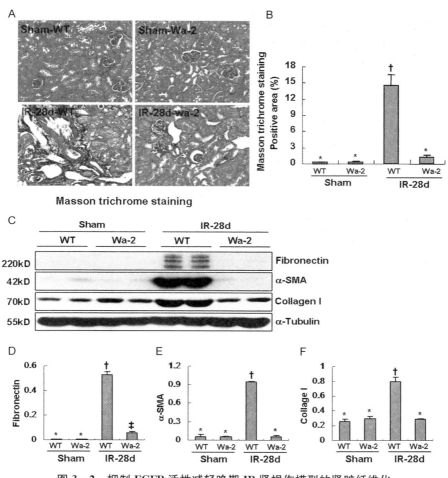

图 3 - 2　抑制 EGFR 活性减轻晚期 IR 肾损伤模型的肾脏纤维化

的肌成纤维细胞是 ECM 蛋白产生的主要机制[54,55]。因此,我们进一步检测 α - SMA 和 p - EGFR 在 IR - 28 天后在 WT 和 Wave - 2 小鼠肾脏的定位和表达。免疫荧光共染显示(图 3 - 3A,B),p - EGFR 不仅表达在损伤肾脏的肾小管细胞上,并且与大部分 α - SMA - 阳性的细胞共染。

综上,这些数据显示,在晚期 IR 肾损伤,EGFR 在介导肾脏间质肌

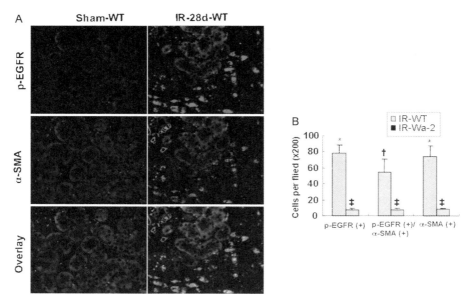

图 3 - 3　晚期 IR 肾损伤 p － EGFR 的定位

成纤维细胞活化和肾脏纤维化起着至关重要的作用。

3.4.3　EGFR 介导晚期 IR 损伤肾脏肌成纤维细胞的增殖

　　肾脏纤维化形成的另一个特征是肾间质肌成纤维细胞的增殖。体外研究显示 EGFR 活化与肾脏纤维细胞的增殖有关[46]，因此我们通过检测 PCNA 表达来阐明 EGFR 活化是否导致体内 IR 损伤后肾脏间质成纤维细胞的增殖。免疫印迹分析(图 3 - 4A,B)显示 PCNA 在对照组几乎不表达，而 IR 损伤后，PCNA 在 WT 小鼠肾脏表达显著增加，而在 Wave - 2 小鼠表达则明显抑制，差别均有统计学意义。同样，免疫荧光染色结果(图 3 - 4C,D)显示 IR 损伤后可见大量 PCNA 阳性细胞，而在 Wave - 2 则仅见很少量的 PCNA 阳性细胞。在早期 AKI，我们发现 PCNA 大部分表达在肾小管细胞核上(图 2 - 5A)。与此相反，在 IR 损伤晚期，PCNA 与 α - SMA 共染，主要表达在肾间质成纤维细胞的胞浆

中(图 3 - 4C)。为进一步证实 PCNA 在肾间质成纤维细胞中的定位,我
们应用培养的 NRK - 49F 细胞进行 PCNA 与 α - SMA 和 DAPI 免疫荧
光共染,结果(图 3 - 5)显示 PCNA 确实定位于肾脏 NRK - 49F 细胞的
胞浆中。

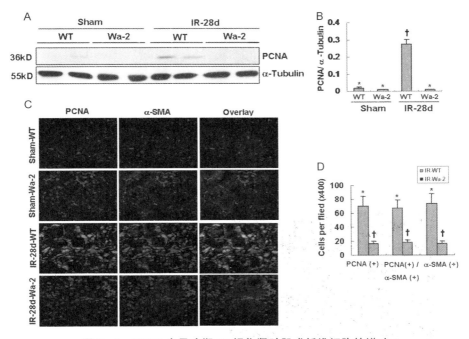

图 3 - 4　EGFR 介导晚期 IR 损伤肾脏肌成纤维细胞的增殖

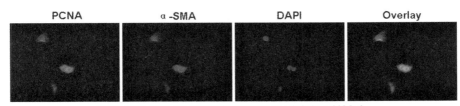

NRK-49F cells immunofluorescence staining (400x)

图 3 - 5　NRK - 49F 细胞 PCNA, α - SMA 和 DAPI 的免疫荧光共染

3.4.4 EGFR 活性在 IR 损伤晚期介导肾脏上皮细胞的细胞周期 G2/M 期阻滞

近期,研究报道显示 G2/M 期阻滞的肾小管细胞可转变成促纤维化表型,导致促纤维化生长因子和细胞因子产生增加[53]。组蛋白 H3 在丝氨酸 10 位点的磷酸化(Phosphorylated Histone H3,p‑H3)是细胞在 G2/M 期阻滞的一个标志[56]。为研究 EGFR 在这个过程中的作用,我们应用 western blot 和免疫荧光染色方法来检测 p‑H3 在 IR 损伤晚期的 WT 和 Wave‑2 小鼠肾脏中表达。如图 3‑6A,B 所示,IR 损伤 28 天后,WT 小鼠肾脏表达大量 p‑H3 阳性细胞,而 Wave‑2 小鼠 p‑H3 阳性细胞量则显著下降。同样,western blot(图 3‑6C,D)显示 p‑H3 在对照组几乎不表达,IR 损伤后期其在 WT 小鼠肾脏的表达量

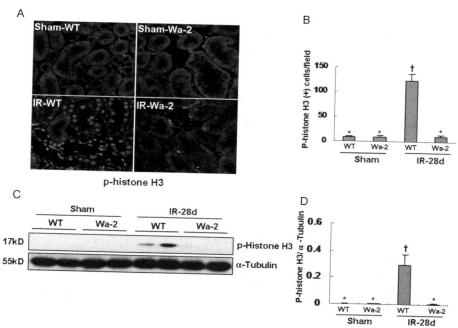

图 3‑6　EGFR 活性介导晚期 IR 损伤肾脏上皮细胞 G2/M 期阻滞

显著增加,而在 Wave - 2 小鼠表达则显著下降,差别均有统计学意义。这些结果提示 EGFR 活性在介导 IR 晚期肾小管上皮细胞 G2/M 期阻滞起着重要的作用。

3.4.5　EGFR 活性介导 IR 损伤晚期 STAT3 和 Akt 的磷酸化

有研究显示 STAT3 的活化在梗阻性肾病中与肾脏纤维的进展有关[55,57]。Akt 信号途径也与 HB - EGF 诱导的心脏纤维化有关,并介导心脏成纤维细胞的增殖[58]。因此,我们检测 EGFR 在 IR 损伤晚期是否介导 STAT3 和 Akt 信号途径的活化。如图 3 - 7 和 3 - 8 所示,IR 损伤后期,p - STAT3 和 p - Akt 在 WT 小鼠肾脏表达显著升高;相反,两者在 Wave - 2 小鼠肾脏表达则明显下降。免疫荧光共染 p - STAT3 和 α - SMA 显示,p - STAT3 主要表达于肾间质肌成纤维细胞(图 3 - 7D),这与其在单侧输尿管梗阻模型的肾脏定位是一致的[55]。同样,p - Akt 和 α - SMA 的共染见于 WT 小鼠的损伤肾脏,两者在Wave - 2小鼠表达则显著下降(图 3 - 8D,E)。这些结果结合 p - EGFR 表达在 AKI 晚期的肾间质肌成纤维细胞提示,EGFR 可能通过 STAT3 和 Akt 信号途径介导肾脏肌成纤维细胞的活化和增殖。

3.5　讨　　论

慢性肾脏病(chronic kidney disease,CKD)是一种严重威胁人类健康和生命并大量消耗卫生资源的常见病,影响发达国家约 8%～10% 的人口[59-61]。AKI 是 CKD 的一个主要病因,并可加速 CKD 进展最终导致终末期肾脏病(ESRD)[39-41]。目前大约有 1/3 的 AKI 患者可进展至CKD,这给个人和社会带来沉重的健康和经济负担。因此,研究 AKI 后

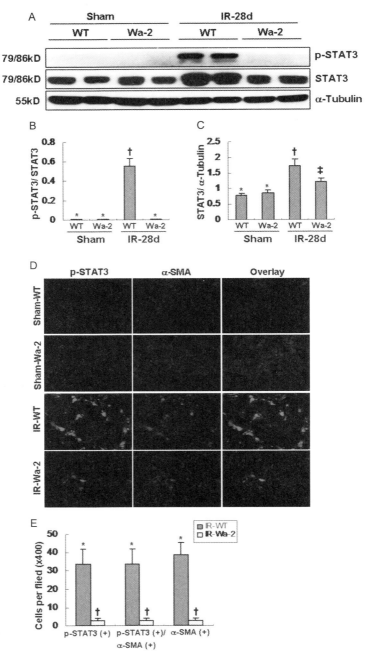

图 3-7　EGFR 活性介导 IR 损伤晚期 STAT3 的活化

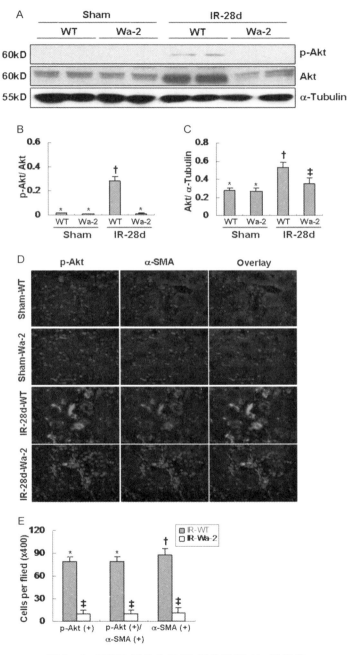

图 3-8　EGFR 活性介导 IR 损伤晚期 Akt 的活化

导致肾脏纤维化的机制具有重要的临床意义。

　　AKI 可造成完全或不完全的肾小管修复,主要取决于肾损伤的程度。轻度的肾损伤,肾脏可完全修复,恢复正常形态和功能,但是严重的肾损伤则常常不能完全修复,最终导致肾脏纤维化的进展[62,63]。但是目前肾小管修复和纤维化反应的分子机制仍不完全明了,因此本研究应用严重的单侧肾 IR 损伤诱导早期和晚期的 AKI,来检测 EGFR 在这些过程中的重要作用。实验的结果表明严重 IR 损伤诱导持续的 EGFR 表达,在早期有助于肾脏再生反应,但是在晚期 AKI 则反过来介导肾脏纤维化的进展。因此 EGFR 在严重 AKI 的过程中起着双重作用,而持续 EGFR 表达是导致肾小管间质纤维化的进展一个重要的分子事件。

　　报道显示肾脏发生严重损伤时常常不能完全再生修复,并大部分伴随肾脏纤维化的发生[62]。本研究显示,在 WT 小鼠 IR 损伤后随着时间的推移,肾脏 collage I、fibronectin 和 α-SMA 的表达明显升高,并在 28 天达到最高峰。但是在 Wave-2 小鼠肾脏,这些蛋白的表达则明显下降。另外我们的研究也表明在长期 IR 损伤后 EGFR 活化导致肾间质肌成纤维细胞的活化和增殖。这些结果提示 EGFR 介导晚期 IR 损伤肾脏纤维化的发生和发展。与我们的研究结果一致,其他课题组的研究也显示在不用动物模型的长期肾损伤,EGFR 参与肾脏纤维化的发生和发展。报道显示过表达肾小管特异的 EGFR 显性负性构建体的转基因小鼠可减轻肾大部切除或慢性灌注血管紧张 II 后（Angiotension,Ang II）的肾小管间质纤维化病变[43,44];EGFR 活化促进 TGF-β 依赖的肾脏纤维化[64];在 L-NAME 诱导高血压的大鼠模型中,应用 EGFR 抑制剂 Gefitinib 抑制 EGFR 活性可预防肾功能下降以及减轻肾血管和肾小球纤维化的进展[45];另外,应用基因或药物抑制 EGFR 活性可减轻 UUO 的肾间质纤维化病变[46]。因此,EGFR 就像一把双刃剑,在早期 AKI 促进损伤修复,而在晚期则导致肾纤维化的进展。

　　EGFR 在肾脏再生和肾脏纤维化的双重作用可能与其活化的程度和持续长度有关。与急性轻度肾损伤诱导的 EGFR 轻度短暂的磷酸化相反[10],慢性及严重肾损伤常常导致 EGFR 持续活化[46,64]。与此一致,我们研究发现严重缺血损伤(肾血管夹闭 45 min)诱导 p - EGFR 持续升高,从 IR 损伤 2 天后开始出现,并逐步升高至 28 天到达高峰。而在这个过程中,ECM 的沉积以及 collagen I、fibronectin 和 α - SMA 的表达在损伤的肾脏均明显增加。与这个现象相似,我们近期的研究也发现 UUO 损伤可诱导 EGFR 的持续活化,导致肾脏纤维化的发生和发展[46]。尽管 p - EGFR 在 IR 损伤早期(2 天)主要表达在肾小管上皮细胞,但是在 IR 损伤晚期(28 天)它表达在肾小管细胞和肾间质肌成纤维细胞上。应用免疫共染方法发现,肾间质细胞共染 PCNA 和 α - SMA 的阳性细胞表达明显增加,这进一步证实了 EGFR 在介导肾间质肌成纤维细胞活化和增殖的重要作用。尽管在纤维化损伤的肾脏介导 EGFR 持续活化的机制目前还不完全明确,但是 EGFR 配体的持续产生可能参与这个过程。最近报道显示在 TGF - β1 处理的肾脏上皮细胞中,活性氧自由基(Reactive Oxygen Species,ROS)-依赖的 Scr 的磷酸化与 EGFR 的持续活化有关[64]。Scr 可能通过活化两个参与调节 EGFR 内吞作用和降解的信号分子 c - Cbl 和(或)Cool[65,66],来发挥这个效应。后续的研究应阐明 EGFR 配体在慢性缺血性肾损伤的过程中是否持续产生及其机制。

　　近期研究报道显示在持续或严重肾损伤后,大量肾小管上皮细胞发生 G2/M 期细胞周期阻滞,导致上皮细胞转化成具有致纤维化的表型,产生致纤维化因子例如 TGF - β1 和 CTGF[53]。这提示抑制肾上皮细胞在 G2/M 期的阻滞可有助于抑制纤维化的形成并预防急性肾损伤向慢性肾脏病的进展。在本研究,我们发现细胞周期 G2/M 期阻滞的标志物 p - histone H3 在 WT 小鼠 IR 损伤的肾脏表达显著升高,而在

Wave－2 小鼠肾脏表达则明显下降。这提示持续 EGFR 活化可能通过促使肾小管上皮细胞转化成致纤维化表型而导致肾脏纤维化的发生和发展。

本研究还发现一个很有趣的现象，PCNA 表达在肾小管上皮细胞的细胞核内，但是在肾间质肌成纤维细胞则表达在其细胞浆内。在 T－Ag 阳性和阴性的人类成纤维细胞，PCNA 也仅表达在细胞浆内[67]。众所周知，PCNA 是 DNA 合成和损伤修复的关键因素。它在肾脏肌成纤维细胞胞浆的生物功能目前仍不清楚。两个近期的研究显示，PCNA 定位于中性粒细胞的胞浆，可与 Caspase 酶原相互作用，防止它们的活化从而促进细胞的存活[68,69]。因此，在肌成纤维细胞上的 PCNA 也可能增强细胞的存活从而使之对抗纤维化的治疗更加不敏感。尽管介导 PCNA 在不同细胞类型的细胞核或细胞浆的定位还不完全明确，我们的数据显示，基因抑制 EGFR 活化显著抑制 PCNA 在肾小管上皮细胞和肌成纤维细胞上的表达。这提示 PCNA 的生物学功能依赖于 EGFR 的活化。后续的研究应阐述 PCNA 在肾脏肌成纤维细胞胞浆中的作用。

EGFR 的活化可激活下游某些重要的细胞信号途径，包括 STAT3 和 Akt 信号途径。STAT3 和 Akt 不仅与细胞的存活和增殖有关[16-19,33,34]，并且与纤维化病变的进展有关[55,70]。我们在早期 IR 损伤（2 天）发现，STAT3 和 Akt 的活化促进肾小管上皮细胞的损伤修复和再生反应。但是在 IR 损伤晚期（28 天），p－STAT3 和 p－Akt 主要表达在肾间质肌成纤维细胞上，在 WT 小鼠肾脏表达显著上升，而在 Wave－2 小鼠表达则显著下降。这些结果加上我们近期发现在 UUO 损伤的纤维化肾脏 p－EGFR 主要表达在肌成纤维细胞上[55]，提示这两个信号途径的活化是 EGFR 介导肾脏肌成纤维细胞活化和增殖的关键因素。因此 EGFR 可能通过活化其下游信号分子 STAT3 和 Akt 介导肾脏肌成纤维细胞的活化和增殖。

急性肾小管损伤后有 1/3 患者可导致肾纤维化的发生,给个人和卫生资源带来沉重的负担。近年来,许多研究者把焦点放在由于异常的损伤修复导致 AKI 向 CKD 进展机制的研究。EGFR 在肾脏损伤修复和肾脏纤维化的双重作用提示 EGFR 可能成为这个研究领域的一个重要治疗靶点。尽管 EGFR 在急性肾损伤后有利于肾脏结构和功能的恢复,但是我们的研究也显示持续 EGFR 活化促进肾脏纤维化的形成。这就限制了生长因子应用于 AKI 来增强肾脏的再生作用。这也解释了在 AKI 患者应用胰岛素样生长因子(Insulin-Like Growth Factor - 1,IGF - 1)临床试验的失败,其不能促进肾功能恢复[71]。

综上所述,我们的研究阐明了严重 IR 损伤诱导 EGFR 活化,在早期 IR 损伤促进肾脏再生反应,但是在晚期 IR 损伤持续 EGFR 活化则促进肾间质肌成纤维细胞的活化和增殖而加速肾脏纤维的形成。EGFR 在不同细胞的效应可能与其活化的程度、持续长度以及在不同细胞的表达有关。阐明 EGFR 持续活化的分子机制有助于探索新的治疗策略来促进肾脏再生并抑制肾脏纤维化形成。

第 *4* 章

结论和展望

4.1 结　　论

本研究应用 EGFR 点突变的基因缺陷小鼠——Wave‐2 小鼠,建立单侧 IR 损伤动物模型,在早期和晚期 IR 损伤做了两个方面的研究,结果显示:

(1) 在早期 IR 损伤诱导 AKI,抑制 EGFR 活性导致肾小管损伤加重、肾小管上皮细胞凋亡增加、Pax‐2 和 Vimentin 表达下调、PCNA 表达下调,提示 EGFR 的活化促进肾脏上皮细胞的再生反应过程。这个过程可能通过活化 EGFR 下游的 STAT3 和 Akt 信号途径而发挥效应。

(2) 在晚期 IR 损伤,持续 EGFR 活化导致 ECM 沉积和 collagen I、fibronectin 和 α‐SMA 表达增加,并促进肾间质肌成纤维细胞的活化和增殖,从而加速肾脏纤维的形成和发展。此过程也通过 EGFR/STAT3 和 EGFR/Akt 信号途径而起作用。

4.2　展　　望

EGFR 就像一把双刃剑,在早期 AKI 促进损伤修复,而在晚期 AKI 则导致肾纤维化的进展。EGFR 在不同细胞的效应可能与其活化的程度、持续长度以及在不同细胞的表达有关。阐明 EGFR 持续活化的分子机制有助于探索新的治疗策略来促进肾脏再生并抑制肾脏纤维化形成。

我们已完成的实验和数据分析揭示了 EGFR 在早期和晚期的双重作用,并对这两种现象作了一些深层次的探讨。但是仍有部分机制需进一步地实验,以获取更多的数据进一步完善我们的结论。

(1) 在纤维化损伤的肾脏,介导 EGFR 持续活化的机制目前还不完全明确。研究显示 EGFR 配体的持续产生可能参与这个过程。最近报道显示在 TGF - β1 处理的肾脏上皮细胞中,ROS-依赖的 Scr 的磷酸化与 EGFR 的持续活化有关。Scr 可能通过活化两个参与调节 EGFR 内吞作用和降解的信号分子 c - Cbl 和(或)Cool 来发挥这个效应。后续的研究应阐明 EGFR 配体在慢性缺血性肾损伤的过程中是否持续产生及其机制。

(2) 目前,介导 PCNA 在不同细胞类型的细胞核或细胞浆的定位还不完全明确,我们研究显示基因抑制 EGFR 活化显著抑制 PCNA 在肾小管上皮细胞和肌成纤维细胞上的表达。这提示 PCNA 的生物学功能依赖于 EGFR 的活化。后续的研究应着重阐述 PCNA 在肾脏肌成纤维细胞胞浆中的作用及其机制。

参考文献

第一章

[1] Reiter J L，Threadgill D W，Eley G D，et al. Comparative genomic sequence analysis and isolation of human and mouse alternative EGFR transcripts encoding truncated receptor isoforms[J]. Genomics，2001(71)：1 - 20.

[2] Zeng F，Singh A B，Harris R C. The role of the EGF family of ligands and receptors in renal development，physiology and pathophysiology［J］. Experimental Cell Research，2009(315)：602 - 610.

[3] Press M F，Cordon-Cardo C，Slamon D J. Expression of the HER - 2/neu proto-oncogene in normal human adult and fetal tissues[J]. Oncogene，1990 (5)：953 - 962.

[4] Prigent S A，Lemoine N R，Hughes C M，et al. Expression of the c - erbB - 3 protein in normal human adult and fetal tissues[J]. Oncogene，1992(7)：1273 - 1278.

[5] Veikkolainen V，Naillat F，Railo A，et al. ErbB4 modulates tubular cell polarity and lumen diameter during kidney development[J]. Journal of the American Society of Nephrology：JASN，2012(23)：112 - 122.

[6] Takemura T，Murata Y，Hino S，et al. Heparin-binding EGF - like growth

factor is expressed by mesangial cells and is involved in mesangial proliferation in glomerulonephritis[J]. The Journal of Pathology, 1999(189): 431 – 438.

[7] Gesualdo L, Di Paolo S, Calabro A, et al. Expression of epidermal growth factor and its receptor in normal and diseased human kidney: an immunohistochemical and in situ hybridization study [J]. Kidney International, 1996(49): 656 – 665.

[8] Deguchi J, Kawabata T, Kondo A, et al. Transforming growth factor-alpha expression of renal proximal tubules in Wistar rats treated with ferric and aluminum nitrilotriacetate[J]. Japanese Journal of Cancer Research: Gann, 1993(84): 649 – 655.

[9] MacRae Dell K, Nemo R, Sweeney W E Jr., et al. EGF – related growth factors in the pathogenesis of murine ARPKD[J]. Kidney International, 2004 (65): 2018 – 2029.

[10] Schlessinger J. Ligand-induced, receptor-mediated dimerization and activation of EGF receptor[J]. Cell, 2002(110): 669 – 672.

[11] Hynes N E and Lane H A. ERBB receptors and cancer: the complexity of targeted inhibitors. Nature reviews[J]. Cancer, 2005(5): 341 – 354.

[12] Yarden Y and Sliwkowski M X. Untangling the ErbB signalling network. Nature reviews[J]. Molecular Cell Biology, 2001(2): 127 – 137.

[13] Huovila A P, Turner A J, Pelto-Huikko M, et al. Shedding light on ADAM metalloproteinases[J]. Trends in Biochemical Sciences, 2005 (30): 413 – 422.

[14] Lautrette A, Li S, Alili R, et al. Angiotensin II and EGF receptor cross-talk in chronic kidney diseases: a new therapeutic approach[J]. Nature Medicine, 2005(11): 867 – 874.

[15] Asakura M, Kitakaze M, Takashima S, et al. Cardiac hypertrophy is inhibited by antagonism of ADAM12 processing of HB – EGF: metalloproteinase inhibitors as a new therapy[J]. Nature Medicine, 2002

(8)：35 - 40.

[16] Li Y，Levesque L O，Anand-Srivastava M B. Epidermal growth factor receptor transactivation by endogenous vasoactive peptides contributes to hyperproliferation of vascular smooth muscle cells of SHR American journal of physiology[J]. Heart and Circulatory Physiology，2010(299)：H1959 - 1967.

[17] Chen J，Chen J K，Nagai K，et al. EGFR signaling promotes TGF beta-dependent renal fibrosis[J]. Journal of the American Society of Nephrology：JASN，2012(23)：215 - 224.

[18] Humphreys B D，Valerius M T，Kobayashi A，et al. Intrinsic epithelial cells repair the kidney after injury[J]. Cell Stem Cell，2008(2)：284 - 291.

[19] Wen X，Murugan R，Peng Z，et al. Pathophysiology of acute kidney injury：a new perspective[J]. Contributions to Nephrology，2010(165)：39 - 45.

[20] Bonventre J V. Dedifferentiation and proliferation of surviving epithelial cells in acute renal failure[J]. Journal of the American Society of Nephrology：JASN，2003(14 Suppl 1)：S55 - 61.

[21] He S，Liu N，Bayliss G，Zhuang S. EGFR activity is required for renal tubular cell dedifferentiation and proliferation in a murine model of folic acid-induced acute kidney injury[J]. American Journal of Physiology. Renal physiology，2013(304)：F356 - 366.

[22] Wallin A，Zhang G，Jones T W，et al. Mechanism of the nephrogenic repair response. Studies on proliferation and vimentin expression after 35S - 1，2 - dichlorovinyl - L - cysteine nephrotoxicity in vivo and in cultured proximal tubule epithelial cells[J]. Laboratory investigation：A Journal of Technical Methods and Pathology，1992(66)：474 - 484.

[23] Cohen S. Isolation of a mouse submaxillary gland protein accelerating incisor eruption and eyelid opening in the new-born animal[J]. The Journal of Biological Chemistry，1962(237)：1555 - 1562.

[24] Carev D, Saraga M, Saraga-Babic M. Expression of intermediate filaments, EGF and TGF – alpha in early human kidney development[J]. Journal of Molecular Histology, 2008(39): 227 – 235.

[25] Barros E J, Santos O F, Matsumoto K, et al. Differential tubulogenic and branching morphogenetic activities of growth factors: implications for epithelial tissue development[C]//Proceedings of the National Academy of Sciences of the United States of America, 1995(92): 4412 – 4416.

[26] Sakurai H, Barros E J, Tsukamoto T, et al. An in vitro tubulogenesis system using cell lines derived from the embryonic kidney shows dependence on multiple soluble growth factors[C]//Proceedings of the National Academy of Sciences of the United States of America, 1997(94): 6279 – 6284.

[27] Sakai M, Zhang M, Homma T, et al. Production of heparin binding epidermal growth factor-like growth factor in the early phase of regeneration after acute renal injury. Isolation and localization of bioactive molecules[J]. The Journal of Clinical Investigation, 1997(99): 2128 – 2138.

[28] Takemura T, Hino S, Okada M, et al. Role of membrane-bound heparin-binding epidermal growth factor-like growth factor (HB – EGF) in renal epithelial cell branching[J]. Kidney International, 2002(61): 1968 – 1979.

[29] Lee S B, Huang K, Palmer R, et al. The Wilms tumor suppressor WT1 encodes a transcriptional activator of amphiregulin[J]. Cell, 1999(98): 663 – 673.

[30] Zhang Z, Pascuet E, Hueber P A, et al. Targeted inactivation of EGF receptor inhibits renal collecting duct development and function[J]. Journal of the American Society of Nephrology: JASN, 2010(21): 573 – 578.

[31] Threadgill D W, Dlugosz A A, Hansen L A, et al. Targeted disruption of mouse EGF receptor: effect of genetic background on mutant phenotype[J]. Science, 1995(269): 230 – 234.

[32] Chen J, Chen J K, Harris R C. Deletion of the epidermal growth factor

receptor in renal proximal tubule epithelial cells delays recovery from acute kidney injury[J]. Kidney International, 2012(82): 45 - 52.

[33] Wang Z, Chen J K, Wang S W, et al. Importance of functional EGF receptors in recovery from acute nephrotoxic injury [J]. Journal of the American Society of Nephrology: JASN, 2003(14): 3147 - 3154.

[34] Humes H D, Cieslinski D A, Coimbra T M, et al. Epidermal growth factor enhances renal tubule cell regeneration and repair and accelerates the recovery of renal function in postischemic acute renal failure[J]. The Journal of Clinical Investigation, 1989(84): 1757 - 1761.

[35] Norman J, Tsau Y K, Bacay A, Fine L G. Epidermal growth factor accelerates functional recovery from ischaemic acute tubular necrosis in the rat: role of the epidermal growth factor receptor[J]. Clin Sci (Lond), 1990 (78): 445 - 450.

[36] Zhuang S, Yan Y, Han J, Schnellmann R G. p38 kinase-mediated transactivation of the epidermal growth factor receptor is required for dedifferentiation of renal epithelial cells after oxidant injury[J]. The Journal of Biological Chemistry, 2005(280): 21036 - 21042.

[37] Zhuang S, Dang Y, Schnellmann R G. Requirement of the epidermal growth factor receptor in renal epithelial cell proliferation and migration. American journal of physiology[J]. Renal Physiology, 2004(287): F365 - 372.

[38] Zhuang S, Yan Y, Daubert R A, Schnellmann R G. Epiregulin promotes proliferation and migration of renal proximal tubular cells [J]. American Journal of Physiology. Renal Physiology, 2007(293): F219 - 226.

[39] Wynn T A. Cellular and molecular mechanisms of fibrosis[J]. The Journal of Pathology, 2008(214): 199 - 210.

[40] Yang L, Besschetnova T Y, Brooks C R, et al. Epithelial cell cycle arrest in G2/M mediates kidney fibrosis after injury[J]. Nature Medicine, 2010(16): 535 - 543.

［41］ Terzi F，Burtin M，Hekmati M，et al. Targeted expression of a dominant-negative EGF－R in the kidney reduces tubulo-interstitial lesions after renal injury［J］. The Journal of Clinical Investigation，2000(106)：225－234.

［42］ Francois H，Placier S，Flamant M，et al. Prevention of renal vascular and glomerular fibrosis by epidermal growth factor receptor inhibition［J］. FASEB Journal，2004(18)：926－928.

［43］ Liu N，Guo J K，Pang M，et al. Genetic or pharmacologic blockade of EGFR inhibits renal fibrosis［J］. Journal of the American Society of Nephrology：JASN，2012(23)：854－867.

［44］ Laouari D，Burtin M，Phelep A，et al. TGF－alpha mediates genetic susceptibility to chronic kidney disease［J］. Journal of the American Society of Nephrology：JASN，2011(22)：327－335.

［45］ Laouari D，Burtin M，Phelep A，et al. A transcriptional network underlies susceptibility to kidney disease progression［J］. EMBO Molecular Medicine，2012(4)：825－839.

［46］ Wassef L，Kelly D J，Gilbert R E. Epidermal growth factor receptor inhibition attenuates early kidney enlargement in experimental diabetes［J］. Kidney International，2004(66)：1805－1814.

［47］ Mogensen C E，Andersen M J. Increased kidney size and glomerular filtration rate in early juvenile diabetes［J］. Diabetes，1973(22)：706－712.

［48］ Seyer-Hansen K. Renal hypertrophy in experimental diabetes mellitus［J］. Kidney International，1983(23)：643－646.

［49］ Kleinman K S，Fine L G. Prognostic implications of renal hypertrophy in diabetes mellitus［J］. Diabetes/Metabolism Reviews，1988(4)：179－189.

［50］ Inomata S. Renal hypertrophy as a prognostic index for the progression of diabetic renal disease in non-insulin-dependent diabetes mellitus［J］. Journal of Diabetes and Its Complications，1993(7)：28－33.

［51］ Panchapakesan U，Pollock C，Saad S. Renal epidermal growth factor receptor: its role in sodium and water homeostasis in diabetic nephropathy [J]. Clinical and Experimental Pharmacology & physiology, 2011(38): 84 - 88.

[52] Advani A, Wiggins K J, Cox A J, et al. Inhibition of the epidermal growth factor receptor preserves podocytes and attenuates albuminuria in experimental diabetic nephropathy[J]. Nephrology (Carlton), 2011(16): 573 - 581.

[53] Konishi A, Berk B C. Epidermal growth factor receptor transactivation is regulated by glucose in vascular smooth muscle cells[J]. J Biol Chem, 2003 (278): 35049 - 35056.

[54] Takaguri A, Shirai H, Kimura K, et al. Caveolin - 1 negatively regulates a metalloprotease-dependent epidermal growth factor receptor transactivation by angiotensin Ⅱ [J]. Journal of Molecular and Cellular cardiology, 2011 (50): 545 - 551.

[55] Gilbert R E, Cox A, McNally P G, et al. Increased epidermal growth factor in experimental diabetes related kidney growth in rats[J]. Diabetologia, 1997(40): 778 - 785.

[56] Lee Y J, Shin S J, Lin S R, et al. Increased expression of heparin binding epidermal growth-factor-like growth factor mRNA in the kidney of streptozotocin-induced diabetic rats[J]. Biochem Biophys Res Commun, 1995(207): 216 - 222.

[57] Gilbert R E, Huang Q, Thai K, et al. Histone deacetylase inhibition attenuates diabetes-associated kidney growth: potential role for epigenetic modification of the epidermal growth factor receptor [J]. Kidney International, 2011(79): 1312 -1321.

[58] Nose A, Mori Y, Uchiyama-Tanaka Y, et al. Regulation of glucose transporter (GLUT1) gene expression by angiotensin II in mesangial cells: involvement of HB - EGF and EGF receptor transactivation [J].

Hypertension research: official journal of the Japanese Society of Hypertension, 2003(26): 67 - 73.

[59] Wu D, Peng F, Zhang B, et al. PKC - beta1 mediates glucose-induced Akt activation and TGF - beta1 upregulation in mesangial cells[J]. Journal of the American Society of Nephrology: JASN, 2009(20): 554 - 566.

[60] Wu D, Peng F, Zhang B, et al. Collagen I induction by high glucose levels is mediated by epidermal growth factor receptor and phosphoinositide 3 - kinase/ Akt signalling in mesangial cells[J]. Diabetologia, 2007(50): 2008 - 2018.

[61] Benter I F, Canatan H, Benboubetra M, et al. Global upregulation of gene expression associated with renal dysfunction in DOCA - salt-induced hypertensive rats occurs via signaling cascades involving epidermal growth factor receptor: a microarray analysis[J]. Vascul Pharmacol, 2009(51): 101 - 109.

[62] Ying W Z, Sanders P W. Enhanced expression of EGF receptor in a model of salt-sensitive hypertension[J]. Am J Physiol Renal Physiol, 2005(289): F314 - 321.

[63] Swaminathan N, Vincent M, Sassard J, Sambhi M P. Elevated epidermal growth factor receptor levels in hypertensive Lyon rat kidney and aorta[J]. Clin Exp Pharmacol Physiol, 1996(23): 793 - 796.

[64] Carmines P K, Fallet R W, Che Q, Fujiwara K. Tyrosine kinase involvement in renal arteriolar constrictor responses to angiotensin II[J]. Hypertension, 2001(37): 569 - 573.

[65] Flamant M, Tharaux P L, Placier S, et al. Epidermal growth factor receptor trans-activation mediates the tonic and fibrogenic effects of endothelin in the aortic wall of transgenic mice[J]. FASEB J, 2003(17): 327 - 329.

[66] Che Q, Carmines P K. Angiotensin Ⅱ triggers EGFR tyrosine kinase-dependent Ca^{2+} influx in afferent arterioles[J]. Hypertension, 2002(40): 700 - 706.

[67] Kagiyama S, Qian K, Kagiyama T, et al. Antisense to epidermal growth factor receptor prevents the development of left ventricular hypertrophy[J]. Hypertension, 2003(41): 824 – 829.

[68] Ushio-Fukai M, Griendling K K, Becker P L, et al. Epidermal growth factor receptor transactivation by angiotensin Ⅱ requires reactive oxygen species in vascular smooth muscle cells[J]. Arterioscler Thromb Vasc Biol, 2001(21): 489 – 495.

[69] Eguchi S, Numaguchi K, Iwasaki H, et al. Calcium-dependent epidermal growth factor receptor transactivation mediates the angiotensin Ⅱ – induced mitogen-activated protein kinase activation in vascular smooth muscle cells [J]. J Biol Chem, 1998(273): 8890 – 8896.

[70] Ryan S, Verghese S, Cianciola N L, et al. Autosomal recessive polycystic kidney disease epithelial cell model reveals multiple basolateral epidermal growth factor receptor sorting pathways[J]. Molecular Biology of the Cell, 2010(21): 2732 – 2745.

[71] Sack E, Talor Z. High affinity binding sites for epidermal growth factor (EGF) in renal membranes[J]. Biochem Biophys Res Commun, 1988(154): 312 – 317.

[72] Goodyer P R, Kachra Z, Bell C, et al. Renal tubular cells are potential targets for epidermal growth factor[J]. Am J Physiol, 1988(255): F1191 – 1196.

[73] Sweeney W E, Chen Y, Nakanishi K, et al. Treatment of polycystic kidney disease with a novel tyrosine kinase inhibitor[J]. Kidney International, 2000 (57): 33 – 40.

[74] Du J, Wilson P D. Abnormal polarization of EGF receptors and autocrine stimulation of cyst epithelial growth in human ADPKD[J]. Am J Physiol, 1995(269): C487 – 495.

[75] Richards W G, Sweeney W E, Yoder B K, et al. Epidermal growth factor

receptor activity mediates renal cyst formation in polycystic kidney disease
[J]. J Clin Invest，1998(101)：935 - 939.

[76] Nakanishi K，Gattone V H，Sweeney W E，et al. Renal dysfunction but not
cystic change is ameliorated by neonatal epidermal growth factor in bpk mice
[J]. Pediatric Nephrology，2001(16)：45 - 50.

[77] Lee D C，Chan K W，Chan S Y. Expression of transforming growth factor
alpha and epidermal growth factor receptor in adult polycystic kidney disease
[J]. The Journal of Urology，1998(159)：291 - 296.

[78] Michailova K N，Usunoff K G. Serosal membranes（pleura，pericardium，
peritoneum）. Normal structure，development and experimental pathology
[J]. Adv Anat Embryol Cell Biol，2006(183)：i - vii，1 - 144.

[79] Faull R J，Stanley J M，Fraser S，et al. HB - EGF is produced in the
peritoneal cavity and enhances mesothelial cell adhesion and migration[J].
Kidney International，2001(59)：614 - 624.

[80] Dobbie J W. Pathogenesis of peritoneal fibrosing syndromes（sclerosing
peritonitis）in peritoneal dialysis[J]. Perit Dial Int，1992(12)：14 - 27.

[81] Leavesley D I，Stanley J M，Faull R J. Epidermal growth factor modifies the
expression and function of extracellular matrix adhesion receptors expressed
by peritoneal mesothelial cells from patients on CAPD[J]. Nephrol Dial
Transplant，1999(14)：1208 - 1216.

第三章

[1] Schlessinger J. Ligand-induced，receptor-mediated dimerization and activation
of EGF receptor[J]. Cell，2002(110)：669 - 672.

[2] Hynes N E，Lane H A. ERBB receptors and cancer：the complexity of
targeted inhibitors[J]. Nature Reviews. Cancer，2005(5)：341 - 354.

[3] Yarden Y，Sliwkowski M X. Untangling the ErbB signalling network.
Nature reviews[J]. Molecular Cell Biology，2001(2)：127 - 137.

［4］ Fang Y，Ding X，Zhong Y，et al. Acute kidney injury in a Chinese hospitalized population［J］. Blood Purification，2010（30）：120 - 126.

［5］ Lameire N，Van Biesen W，Vanholder R. The changing epidemiology of acute renal failure. Nature clinical practice［J］. Nephrology，2006（2）：364 - 377.

［6］ Lafrance J P，Miller D R. Acute kidney injury associates with increased long-term mortality［J］. Journal of the American Society of Nephrology：JASN，2010（21）：345 - 352.

［7］ Humphreys B D，Valerius M T，Kobayashi A，et al. Intrinsic epithelial cells repair the kidney after injury［J］. Cell Stem Cell，2008（2）：284 - 291.

［8］ Wen X，Murugan R，Peng Z and Kellum J A. Pathophysiology of acute kidney injury：a new perspective［J］. Contributions to Nephrology，2010（165）：39 - 45.

［9］ Chen J，Chen J K，Harris R C. Deletion of the epidermal growth factor receptor in renal proximal tubule epithelial cells delays recovery from acute kidney injury［J］. Kidney International，2012（82）：45 - 52.

［10］ Wang Z，Chen J K，Wang S W，et al. Importance of functional EGF receptors in recovery from acute nephrotoxic injury［J］. Journal of the American Society of Nephrology：JASN，2003（14）：3147 - 3154.

［11］ Humes H D，Cieslinski D A，Coimbra T M，et al. Epidermal growth factor enhances renal tubule cell regeneration and repair and accelerates the recovery of renal function in postischemic acute renal failure［J］. The Journal of Clinical Investigation，1989（84）：1757 - 1761.

［12］ Norman J，Tsau Y K，Bacay A，et al. Epidermal growth factor accelerates functional recovery from ischaemic acute tubular necrosis in the rat：role of the epidermal growth factor receptor［J］. Clin Sci (Lond)，1990（78）：445 - 450.

［13］ Abassi Z，Sagi O，Armaly Z，et al. Neutrophil gelatinase-associated lipocalin (NAGL): a novel biomarker for acute kidney injury[J]. Harefuah, 2011(150): 111-116, 207, 206.

[14] He S, Liu N, Bayliss G, et al. EGFR activity is required for renal tubular cell dedifferentiation and proliferation in a murine model of folic acid-induced acute kidney injury[J]. American Journal of Physiology, Renal Physiology, 2013(304): F356-366.

[15] Wallin A, Zhang G, Jones T W, et al. Mechanism of the nephrogenic repair response. Studies on proliferation and vimentin expression after 35S-1, 2-dichlorovinyl-L-cysteine nephrotoxicity in vivo and in cultured proximal tubule epithelial cells[J]. Laboratory Investigation: A Journal of Technical Methods and Pathology, 1992(66): 474-484.

[16] Zhang Z, Xing J, Ma L, et al. Transglutaminase-1 regulates renal epithelial cell proliferation through activation of Stat-3[J]. The Journal of biological chemistry, 2009(284): 3345-3353.

[17] Arakawa T, Masaki T, Hirai T, et al. Activation of signal transducer and activator of transcription 3 correlates with cell proliferation and renal injury in human glomerulonephritis[J]. Nephrology, Dialysis, Transplantation: Official Publication of the European Dialysis and Transplant Association-European Renal Association, 2008(23): 3418-3426.

[18] Chin Y R, Toker A. Function of Akt/PKB signaling to cell motility, invasion and the tumor stroma in cancer[J]. Cellular signalling, 2009(21): 470-476.

[19] Shiozaki A, Shen-Tu G, Bai X, et al. XB130 mediates cancer cell proliferation and survival through multiple signaling events downstream of Akt[J]. PloS one, 2012(7): e43646.

[20] Bonventre J V. Mechanisms of ischemic acute renal failure[J]. Kidney International, 1993(43): 1160-1178.

[21] Brezis M, Shanley P, Silva P, et al. Disparate mechanisms for hypoxic cell

injury in different nephron segments. Studies in the isolated perfused rat kidney[J]. The Journal of Clinical Investigation, 1985(76): 1796 - 1806.

[22] Bonventre J V. Dedifferentiation and proliferation of surviving epithelial cells in acute renal failure[J]. Journal of the American Society of Nephrology: JASN 14 Suppl, 2003(1): S55 - 61.

[23] Cohen S. Isolation of a mouse submaxillary gland protein accelerating incisor eruption and eyelid opening in the new-born animal[J]. The Journal of Biological Chemistry, 1962(237): 1555 - 1562.

[24] Carev D, Saraga M, Saraga-Babic M. Expression of intermediate filaments, EGF and TGF - alpha in early human kidney development[J]. Journal of Molecular Histology, 2008(39): 227 - 235.

[25] Barros E J, Santos O F, Matsumoto K, et al. Differential tubulogenic and branching morphogenetic activities of growth factors: implications for epithelial tissue development[C]//Proceedings of the National Academy of Sciences of the United States of America, 1995(92): 4412 - 4416.

[26] Sakurai H, Barros E J, Tsukamoto T, et al. An in vitro tubulogenesis system using cell lines derived from the embryonic kidney shows dependence on multiple soluble growth factors[C]//Proceedings of the National Academy of Sciences of the United States of America, 1997(94): 6279 - 6284.

[27] Sakai M, Zhang M, Homma T, et al. Production of heparin binding epidermal growth factor-like growth factor in the early phase of regeneration after acute renal injury. Isolation and localization of bioactive molecules[J]. The Journal of Clinical Investigation, 1997(99): 2128 - 2138.

[28] Takemura T, Hino S, Okada M, et al. Role of membrane-bound heparin-binding epidermal growth factor-like growth factor (HB - EGF) in renal epithelial cell branching[J]. Kidney International, 2002(61): 1968 - 1979.

[29] Lee S B, Huang K, Palmer R, et al. The Wilms tumor suppressor WT1

encodes a transcriptional activator of amphiregulin［J］. Cell，1999（98）：663－673.

［30］ Zhang Z，Pascuet E，Hueber P A，et al. Targeted inactivation of EGF receptor inhibits renal collecting duct development and function［J］. Journal of the American Society of Nephrology：JASN，2010(21)：573－578.

［31］ Threadgill D W，Dlugosz A A，Hansen L A，et al. Targeted disruption of mouse EGF receptor：effect of genetic background on mutant phenotype［J］. Science，1995(269)：230－234.

［32］ Zhuang S，Yan Y，Han J，et al. p38 kinase-mediated transactivation of the epidermal growth factor receptor is required for dedifferentiation of renal epithelial cells after oxidant injury［J］. The Journal of Biological Chemistry，2005(280)：21036－21042.

［33］ Nelson C M，Gorsuch R A，Bailey T J，et al. Stat3 defines three populations of Muller glia and is required for initiating maximal muller glia proliferation in the regenerating zebrafish retina［J］. The Journal of Comparative Neurology，2012(520)：4294－4311.

［34］ Terada Y，Inoshita S，Hanada S，et al. Hyperosmolality activates Akt and regulates apoptosis in renal tubular cells［J］. Kidney International，2001(60)：553－567.

［35］ Xing J，Zhang Z，Mao H，et al. Src regulates cell cycle protein expression and renal epithelial cell proliferation via PI3K/Akt signaling-dependent and independent mechanisms. American journal of physiology［J］. Renal Physiology，2008(295)：F145－152.

［36］ Ponnusamy M，Pang M，Annamaraju P K，et al. Transglutaminase－1 protects renal epithelial cells from hydrogen peroxide-induced apoptosis through activation of STAT3 and AKT signaling pathways［J］. American Journal of Physiology. Renal Physiology，2009(297)：F1361－1370.

［37］ Strutz F，Zeisberg M. Renal fibroblasts and myofibroblasts in chronic kidney disease[J]. Journal of the American Society of Nephrology: JASN, 2006 (17): 2992 – 2998.

[38] Rodriguez-Iturbe B, Garcia Garcia G. The role of tubulointerstitial inflammation in the progression of chronic renal failure[J]. Nephron. Clinical Practice, 2010(116): c81 – 88.

[39] Amdur R L, Chawla L S, Amodeo S, et al. Outcomes following diagnosis of acute renal failure in U. S veterans: focus on acute tubular necrosis[J]. Kidney International, 2009(76): 1089 – 1097.

[40] Ishani A, Xue J L, Himmelfarb J, et al. Acute kidney injury increases risk of ESRD among elderly[J]. Journal of the American Society of Nephrology: JASN, 2009(20): 223 – 228.

[41] Lo L J, Go A S, Chertow G M, et al. Dialysis-requiring acute renal failure increases the risk of progressive chronic kidney disease [J]. Kidney International, 2009(76): 893 – 899.

[42] Wynn T A. Cellular and molecular mechanisms of fibrosis[J]. The Journal of Pathology, 2008(214): 199 – 210.

[43] Lautrette A, Li S, Alili R, et al. Angiotensin Ⅱ and EGF receptor cross-talk in chronic kidney diseases: a new therapeutic approach[J]. Nature Medicine, 2005(11): 867 – 874.

[44] Terzi F, Burtin M, Hekmati M, et al. Targeted expression of a dominant-negative EGF – R in the kidney reduces tubulo-interstitial lesions after renal injury[J]. The Journal of Clinical Investigation, 2000(106): 225 – 234.

[45] Francois H, Placier S, Flamant M, et al. Prevention of renal vascular and glomerular fibrosis by epidermal growth factor receptor inhibition [J]. FASEB Journal, 2004(18): 926 – 928.

[46] Liu N, Guo J K, Pang M, et al. Genetic or pharmacologic blockade of EGFR inhibits renal fibrosis [J]. Journal of the American Society of Nephrology: JASN, 2012(23): 854 – 867.

［47］ Zeng F，Singh A B，Harris R C. The role of the EGF family of ligands and receptors in renal development，physiology and pathophysiology［J］. Experimental Cell Research，2009(315)：602－610.

［48］ Stevens V A，Saad S，Chen X M，et al. The interdependence of EGF－R and SGK－1 in fibronectin expression in primary kidney cortical fibroblast cells［J］. The International Journal of Biochemistry & Cell Biology，2007 (39)：1047－1054.

［49］ Wu D，Peng F，Zhang B，et al. PKC－beta1 mediates glucose-induced Akt activation and TGF－beta1 upregulation in mesangial cells［J］. Journal of the American Society of Nephrology：JASN，2009(20)：554－566.

［50］ Eddy A A. Molecular basis of renal fibrosis［J］. Pediatr Nephrol，2000(15)：290－301.

［51］ Liu Y. Renal fibrosis：new insights into the pathogenesis and therapeutics ［J］. Kidney International，2006(69)：213－217.

［52］ Humphreys B D，Lin S L，Kobayashi A，et al. Fate tracing reveals the pericyte and not epithelial origin of myofibroblasts in kidney fibrosis［J］. The American Journal of Pathology，2010(176)：85－97.

［53］ Yang L，Besschetnova T Y，Brooks C R，et al. Epithelial cell cycle arrest in G2/M mediates kidney fibrosis after injury［J］. Nature Medicine，2010(16)：535－543.

［54］ Lin S L，Kisseleva T，Brenner D A，et al. Pericytes and perivascular fibroblasts are the primary source of collagen-producing cells in obstructive fibrosis of the kidney［J］. The American Journal of Pathology，2008(173)：1617－1627.

［55］ Pang M，Ma L，Gong R，et al. A novel STAT3 inhibitor，S3I－201，attenuates renal interstitial fibroblast activation and interstitial fibrosis in obstructive nephropathy［J］. Kidney International，2010(78)：257－268.

［56］ Crosio C，Fimia G M，Loury R，et al. Mitotic phosphorylation of histone

H3：spatio-temporal regulation by mammalian Aurora kinases[J]. Molecular and Cellular Biology，2002(22)：874 – 885.

[57] Pang M，Kothapally J，Mao H，et al. Inhibition of histone deacetylase activity attenuates renal fibroblast activation and interstitial fibrosis in obstructive nephropathy. American journal of physiology［J］. Renal Physiology，2009(297)：F996 –F1005.

[58] Lian H，Ma Y，Feng J，et al. Heparin-binding EGF – like growth factor induces heart interstitial fibrosis via an Akt/mTor/p70s6k pathway[J]. PloS one，2012(7)：e44946.

[59] Anothaisintawee T，Rattanasiri S，Ingsathit A，et al. Prevalence of chronic kidney disease：a systematic review and meta-analysis［J］. Clinical Nephrology，2009(71)：244 – 254.

[60] Coresh J，Astor B C，Greene T，et al. Prevalence of chronic kidney disease and decreased kidney function in the adult US population：Third National Health and Nutrition Examination Survey[J]. American journal of Kidney Diseases，2003(41)：1 – 12.

[61] Lameire N，Jager K，Van Biesen W，et al. Chronic kidney disease：a European perspective［J］. Kidney International，2005（Supplement）：S30 – 38.

[62] Bonventre J V，Yang L. Cellular pathophysiology of ischemic acute kidney injury[J]. The Journal of Clinical Investigation，2011(121)：4210 –4221.

[63] Yang L，Humphreys B D，Bonventre J V. Pathophysiology of acute kidney injury to chronic kidney disease：maladaptive repair［J］. Contributions to Nephrology，2011(174)：149 – 155.

[64] Chen J，Chen J K，Nagai K，et al. EGFR signaling promotes TGFbeta-dependent renal fibrosis[J]. Journal of the American Society of Nephrology：JASN，2012(23)：215 – 224.

[65] Feng Q，Baird D，Peng X，et al. Cool – 1 functions as an essential regulatory

node for EGF receptor and Src-mediated cell growth[J]. Nature Cell Biology, 2006(8): 945 – 956.

[66] de Melker A A, van der Horst G, Borst J. c – Cbl directs EGF receptors into an endocytic pathway that involves the ubiquitin-interacting motif of Eps15 [J]. Journal of Cell Science, 2004(117): 5001 – 5012.

[67] Caracciolo V, Macaluso M, D'Agostino L, et al. Cross-talk between T – Ag presence and pRb family and p53/p73 signaling in mouse and human medulloblastoma[J]. Journal of Cellular Biochemistry, 2010(110): 182 – 190.

[68] Witko-Sarsat V, Mocek J, Bouayad D, et al. Proliferating cell nuclear antigen acts as a cytoplasmic platform controlling human neutrophil survival [J]. The Journal of Experimental Medicine, 2010(207): 2631 – 2645.

[69] Bouayad D, Pederzoli-Ribeil M, Mocek J, et al. Nuclear-to-cytoplasmic relocalization of the proliferating cell nuclear antigen (PCNA) during differentiation involves a chromosome region maintenance 1 (CRM1) – dependent export and is a prerequisite for PCNA antiapoptotic activity in mature neutrophils[J]. The Journal of Biological Chemistry, 2012(287): 33812 – 33825. .

[70] Finer G, Schnaper H W, Kanwar Y S, et al. Divergent roles of Smad3 and PI3 – kinase in murine adriamycin nephropathy indicate distinct mechanisms of proteinuria and fibrogenesis[J]. Kidney International, 2012(82): 525 – 536.

[71] Hirschberg R, Kopple J, Lipsett P, et al. Multicenter clinical trial of recombinant human insulin-like growth factor I in patients with acute renal failure[J]. Kidney International, 1999(55): 2423 –2432.

后 记

　　三年求学生涯虽然辛苦但却收获颇丰,实现了人生中一次又一次自我超越。这段日子我不仅收获了丰富的学识,内心更是承载了太多的感动与感谢,在本书完成之际,我要感谢所有帮助过我的人。

　　我要衷心感谢我的导师——严海东教授,能够跟随恩师学习六载,实为我人生幸事。您渊博的学识、豁达的心胸、废寝忘食的敬业精神、严谨的治学态度和一丝不苟的工作作风,无时无刻不鞭策着我,使我在工作和学习中,以您为榜样,严格要求自己,踏踏实实一步一个脚印地走下去。您为我创造了难得的出国学习机会,在我取得了一点点成绩的时候有您给我的肯定和鼓励;在我生活失意的时候有您给我的无私关怀和呵护,使我在这段求学的日子里倍感温暖。对您的感谢无以言表,我要由衷地对您说一声,谢谢您!

　　我还要感谢我人生的另一位导师——庄守纲教授。感谢庄老师带领我走进肾内科科学的神圣殿堂,在您学术上的指导和支持下,使我能够不断进步,逐步成长。庄老师严谨的思维、扎实的理论知识、敏锐的洞察力和认真负责的工作态度使我十分钦佩,并影响了我的整个学术生涯。衷心感谢庄老师在我学业完成中给予的支持和帮助,我将永远铭记在心!

衷心感谢我的学姐刘娜在我实验初期所给予我的帮助,感谢学姐在异国他乡给予我生活上的帮助和学习上的指导,是她手把手地教会了我很多实验技术和方法,鼓励我克服困难,不断进步。感谢 Murugavel Ponnusamy、Evelyn Tolbert、Li Ma、George Bayliss 等人的帮助。

最后,我要感谢我的家人,在外漂泊的年月里,离不开你们的巨大支持和理解。

汤锦花